스트레스?
향기로 날려!

오늘도 힘들었던 당신에게,
향기 한 방울

오늘도 정말 고생 많으셨어요. 눈을 뜨자마자 밀려드는 할 일들, 시간에 쫓기듯 흘러가는 일상, 복잡한 인간관계까지. 어느 하나 쉬운 게 없었을 겁니다. 때로는 아무도 내 고단함을 모르는 것 같아 서글프고, "나는 왜 이렇게 살아야 하지?" 싶을 만큼 마음이 무거운 순간도 있었겠죠.

그런 날, 이 책을 펼치셨다면 그것은 결코 우연이 아니라고 생각해요. 그래서 저는 지금, 당신에게 아주 작은 선물을 건네고 싶어요. 다름 아닌 '향기 한 방울'입니다.

들숨과 날숨 사이에 스며드는 향기 하나가 마음에 얼마나 큰 위안이 되는지, 저는 직접 경험하며 알게 되었어요. 향은 눈에 보이지 않지만, 힘들고 지칠 때 조용히 다가와 "괜찮아, 지금도 충분히 잘하고 있어"라고 말해주는 포근한 손길이 되어줍니다. 저 역시 그렇게 향기에 위로를 받았습니다.

말로 꺼내기 힘든 불안과 피로가 밀려올 때, 한 방울의 향기가 제 호흡을 가다듬어 주었고, 마음속 폭풍 같은 감정들을 잠시 멈춰 세우는 데 큰 도움이 되었어요.

사람은 누구나 자신만의 '숨 쉴 틈'이 필요하다고 생각해요. 그리고 저는 그 틈을 향기에서 찾을 수 있었습니다.

이 책은 바로 그런 이야기예요. 당신의 삶에 한 방울의 향기를 더하는 법, 그리고 그로 인해 일상이 어떻게 달라지는지를 담았습니다.

혹시 이 글을 읽고 있는 당신도 하루를 견디느라 지쳐 있다면, 잠깐 눈을 감고 상상해 보세요. 상큼한 레몬 향 한 방울이 공기 중에 퍼져 나가며 당신을 부드럽게 감싸는 장면을요.

그 상상만으로도 마음이 한결 가벼워지지 않나요? 바로 그 향기의 비밀을 이제부터 함께 알아보겠습니다. 오늘보다 내일이 조금 더 가벼운 마음이 되기를 바라며, 향기와 함께하는 새로운 시작을 해보아요.

차례

1장
스트레스, 왜 이렇게 나를 괴롭힐까?

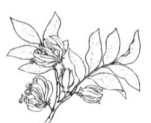

2장
향기가 내 마음을 건드리는 이유

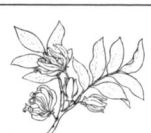

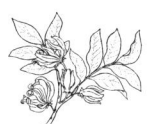
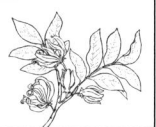

1장

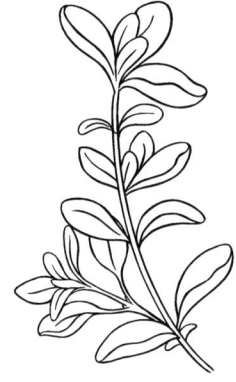

Marjoram(마조람)

스트레스, 불안, 긴장 완화에 도움을 주며,
감정적으로 안정감을 준다.

스트레스,
왜 이렇게 나를 괴롭힐까?

어쩌다 보니
스트레스를 안고 사는 우리

　매일 아침, 휴대전화 알람 소리에 억지로 눈을 뜨는 순간부터 우리의 하루는 시작됩니다. 눈을 뜨자마자 머릿속을 가득 채우는 오늘의 할 일들, 부스스한 머리로 간단히 아침을 챙기거나, 커피 한 잔을 들고 잠시 창밖을 바라보며 하루를 준비하는 분도 계실 거예요. 누군가는 출근 준비를 하고, 누군가는 아이를 챙기거나 집안일을 시작하며, 또 어떤 분은 바로 노트북을 열고 프리랜서 업무나 개인 사업을 시작합니다. 아침부터 정신없이 흘러가는 시간 속에서, 각자의 방식으로 하루를 맞이하죠.

　출근길 대중교통에서는 밀려드는 인파와 답답한 공기에 숨이 턱턱 막히기도 합니다. 프리랜서나 1인 사업을 하시는 분들은 집과 일의 경계가 모호해져 쉬는 틈 없이 일에 몰두하게 되죠. 회사에 도착하면 끝도 없는 회의와 쏟아지는 업무, 상사의 눈치, 동료와의 미묘한 긴장감이 기다리고 있고, 혼자 일하는 분들에게는 고객과의 연락, 프로젝트 마감, 예기치 못한 변수들이 하루를 바쁘게 만듭니다.

마감 시간에 쫓기며 초조하게 시계를 바라보고, 점심시간에도 쉬지 못하고 일에 치이다 보면, 어느새 하루가 저물어 갑니다. 집에 돌아와서도 쌓여 있는 살림살이, 가족의 요구, 해결해야 할 일들이 우리를 기다리고 있죠. 혼자 사는 분들 역시 집안일, 자기 관리, 미래에 대한 걱정 등으로 마음이 무거워질 때가 많습니다. 이렇게 다양한 모습의 기대와 부담, 비교와 불안이 쌓이고 쌓여, 우리는 어느새 '스트레스'라는 이름의 보이지 않는 짐을 매일 어깨에 메고 살아가고 있습니다.

어쩌면 이런 상황이 너무나 익숙해서, '스트레스'라는 단어조차 더 이상 특별하게 느껴지지 않을지도 모릅니다. 하지만 문득 멈춰서 생각해 보면, 우리는 정말 많은 순간에 다양한 형태의 스트레스를 경험하고 있습니다.

누군가는 "스트레스 좀 받지 마세요", "왜 그렇게 예민해요?", "긍정적으로 생각해 봐요"라고 쉽게 말합니다. 마치 스트레스를 받는 것이 내 의지와 선택에 달린 일인 것처럼, 또는 내가 마음만 먹으면 언제든 떨쳐낼 수 있는 감정인 것처럼 말이죠. 하지만 실제로는 어떨까요?

스트레스는 결코 우리의 선택만으로 조절할 수 있는 간단한 감정이 아닙니다. 때로는 예상치 못한 사건이나, 내가 통제할 수 없는 상황에서 갑자기 밀려오기도 하고, 아주 사소한 일에도 예민하게 반응하는 내 모습을 발견할 때도 있습니다. 누군가의 말 한마디, 갑작스러운 일정 변경, 예상치 못한 실수, 혹은 단순히 날씨가 흐린 것만으로도 우리의 기분은 금세 가라앉고, 몸과 마음이 무거워지곤 하죠.

더구나 현대 사회는 우리 모두를 끊임없이 경쟁하고, 비교하며, 빠르게 변화하는 흐름 속에 내몰고 있습니다. SNS를 켜면 남의 화려한 일상이나 성취와 자연스럽게 자신을 비교하게 되고, 직장에서는 성과와 평가, 인간관계의 압박에 시달리기 쉽습니다. 가정에서는 가족의 기대와 책임, 혹은 혼자 사는 분들은 스스로의 미래와 생계에 대한 부담을 홀로 감당해야 하죠. 프리랜서나 1인 사업자 역시 불확실한 수입과 자기관리, 끊임없는 자기 계발의 압박에 놓여 있습니다.

이렇게 다양한 모습의 기대와 부담, 비교와 불안이 쌓이고 쌓여 우리는 어느새 '스트레스'라는 이름의 보이지 않는 짐을 매일 어깨에 메고 살아가고 있습니다. 삶의 방식과 환경은 달라도, 누구나 저마다의 무게를 안고 오늘을 버티고 있는 셈입니다.

그런데 정말로, 스트레스는 우리가 마음만 먹으면 피할 수 있는 걸까요? 혹시 이 글을 읽으면서도, "나는 왜 이렇게 사소한 일에도

스트레스? 향기로 날려!

쉽게 지칠까?", "왜 유난히 예민하게 반응하는 걸까?" 하는 생각에 자신을 탓하고 계시진 않나요? 하지만 스트레스는 결코 약하거나 나약해서, 의지가 부족해서 생기는 것이 아닙니다. 우리는 모두 저마다의 환경과 상황, 그리고 각자의 성향에 따라 스트레스를 다르게 경험합니다.

중요한 것은, 스트레스가 우리 삶에 자연스럽게 찾아오는 손님이라는 사실을 인정하는 것입니다. 그리고 그 스트레스를 어떻게 받아들이고 다루느냐에 따라 우리의 삶의 질이 달라질 수 있다는 점을 기억해야 합니다.

이 책의 첫 장에서는 우리가 매일 마주하는 스트레스의 본질과 왜 스트레스가 우리를 이렇게까지 괴롭히는지, 그리고 그 안에서 우리가 스스로를 어떻게 지킬 수 있을지 함께 고민해 보고자 합니다.

지금 이 순간, 당신의 하루에도 분명 여러 가지 스트레스가 존재할 것입니다. 하지만 그 스트레스가 당신을 지배하게 두지 않고, 오히려 당신의 삶을 더 단단하게 만들어주는 힘이 될 수 있도록, 이 책이 작은 안내자가 되어드리고 싶습니다.

"아니, 스트레스가
내 마음대로 되나요?"

"스트레스받지 마시고 푹 쉬세요."

병원에서 이런 말, 들어보신 적 있으신가요? 저는 정말 많이 들었습니다. 너무 자주 듣다 보니, 어느 순간부터는 인사말처럼 들리기도 했죠. 두통이나 위장 장애로 면역력이 바닥난 것처럼 느껴질 때 병원을 찾으면, 돌아오는 대답은 늘 비슷했습니다.

"원인은 심리적 부담이에요. 스트레스받지 마세요."

"요즘 무리하셨죠? 과로하지 마시고요, 일찍 주무세요."

네, 맞습니다. 의사 선생님의 말씀이 틀린 건 아니에요. 과도한 긴장과 만성 피로가 건강에 악영향을 준다는 건, 분명한 과학적 사실이니까요. 문제는, 스트레스를 받지 않으려 해도 그게 내 뜻대로 되지 않는다는 점입니다. 그 조언이 옳다는 건 머리로는 알지만, 현실에서는 말처럼 쉽게 실천되지 않죠. 오히려 그 괴리감이 나를 더 지치게 만들기도 합니다. 저에게 '스트레스받지 마세요'라는 말은,

스트레스? 향기로 날려!

때로는 '숨 쉬지 마세요' 처럼 느껴질 때도 있었어요.

심한 스트레스가 몸에 해롭다는 건 누구나 알고 있습니다. 하지만 그 스트레스를 피하는 건 결코 쉬운 일이 아니죠. 살아가다 보면 우리는 크고 작은 스트레스 요인들과 끊임없이 마주하게 됩니다. 경제적인 부담, 가족 간의 갈등, 업무로 인한 압박, 복잡한 사회적 관계, 심지어 휴대전화 알림 하나에도 마음이 요동칠 때가 있습니다.

게다가 현대인의 스트레스는 단순히 '부정적인 사건'에서만 오는 것이 아닙니다. 취업, 연애, 결혼, 출산 같은 사회적으로 중요한 이슈뿐 아니라, 성공에 대한 압박, SNS로 인한 타인과의 비교, 다이어트, '좋은 사람'으로 보여야 한다는 강박 등, 겉보기에는 긍정적으로 보이는 상황 속에도 스트레스는 깊이 숨어 있습니다.

이 글에서 강조하고 싶은 것은, "완벽한 스트레스 제로(Zero)는 불가능하지만, 그 무게를 관리하는 방법은 있다"는 점입니다. 그리고 저에게 그 관리를 도와준 도구는 바로 '향기'였습니다.

향기는 단순한 냄새가 아닙니다. 기분을 좋게 하는 것을 넘어, 뇌의 편도체와 해마에 직접 작용해 감정의 파도를 잠재우는 과학적 도구입니다. 향기를 맡는 순간, 감정에 과민하게 반응하던 뇌의 회로가 서서히 진정되고, 흥분된 상태에서 균형을 되찾기 시작합니다. 마치 뒤엉킨 실타래를 하나하나 풀어내듯, 향기는 우리의 감정 반응을 차분하게 정돈해 주는 실질적인 치유의 방식입니다. 이건 단순한 추측이 아니라, 신경과학적으로도 충분히 입증된 사실입니다. 이 책은 "스트레스를 완전히 없애는 법"을 알려주려는 책이 아닙니다. 그건 솔직히 말해 불가능하니까요. 대신 이 책은 스트레스를 조금 덜어내는 법, 그 무게를 감정적으로, 생리적으로 '가볍게' 흘려보내는 방법을 이야기하려고 합니다. 그리고 그 방법의 하나로, 저는 '향기'를 추천합니다.

　지금부터 펼쳐질 이 이야기 속에서, 당신이 한 방울의 향기와 함께 조금은 가벼워지기를, 그리고 내일 아침이 오늘보다 덜 무겁기를 진심으로 바랍니다.

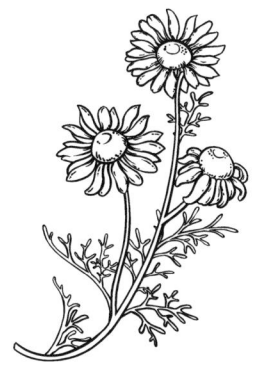

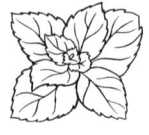

스트레스가 정말
피해야 할 감정일까?

'스트레스'라는 단어를 들으면, 대부분 부정적인 감정을 떠올리실 거예요. 하지만 놀랍게도, 스트레스는 원래 우리를 보호하기 위한 자연스러운 생리적 반응입니다.

원시 시대를 떠올려 봅시다. 먼 옛날, 우리의 조상들이 맹수를 마주쳤을 때, 몸은 즉시 '싸우거나 도망가라(fight or flight)' 모드로 전환됩니다. 심장은 빠르게 뛰고, 근육으로 혈액이 몰리며, 호흡은 가빠집니다. 이러한 반응 덕분에 위험한 상황에서 신속하게 대처할 수 있었죠.

스트레스를 받을 때, 우리 몸은 아드레날린과 코르티솔 같은 호르몬을 분비해 심박수를 높이고, 에너지를 공급함으로써 즉각적인 행동이 가능하게 됩니다. 이런 반응은 그 시대에는 생존에 매우 유리한 조건이었어요.

현대 사회에서는 사자나 호랑이를 만날 일은 거의 없지만, 우리 몸은 여전히 마감 시간, 발표, 갈등 같은 상황을 '위협'으로 인식하고 똑같이 반응합니다. 이것이 바로 우리가 느끼는 '스트레스'의 정체입니다.

스트레스는 항상 나쁜 것만은 아닙니다. 적당한 스트레스는 우리에게 동기를 부여하고, 집중력을 높이며, 성과를 향상시키는 긍정적인 역할을 하기도 합니다. 심리학에서는 이를 '유스트레스(eustress)'라고 부르며, 이는 적당한 긴장감이나 자극처럼 오히려 우리에게 도움이 되는 긍정적인 스트레스를 의미합니다.

예를 들어, 시험 전날 약간의 긴장감은 공부에 더 집중하게 만들고, 발표 전의 떨림은 더 철저한 준비로 이어지기도 합니다. 저 역시 강의 전에는 적당한 긴장감이 있어야 더 생동감 있게 수업을 이끌 수 있었답니다.

문제는 이 스트레스가 지속되거나, 감당할 수 없을 만큼 커질 때입니다. 우리 몸은 짧은 시간 동안의 스트레스에는 잘 반응하도록 설계되어 있지만, 24시간 365일 내내 스트레스 상태로 살아가도록 만들어지지는 않았거든요.

지속적인 스트레스는 신체와 정신 모두에 심각한 영향을 미칠 수 있습니다. 만성 피로, 불면증, 면역력 저하, 심혈관 질환 등 다양한 문제로 이어질 수 있죠. 스트레스가 쌓이면, 작은 일에도 쉽게 짜증이 나거나 집중력이 떨어지고, 평소와는 달리 무기력해지는 경험을 하게 됩니다. 특별한 이유 없이 소화불량이나 두통, 불안감이 계속되기도 합니다.

따라서 스트레스를 인지하고 적절히 관리하는 것은 우리 삶에서 무엇보다 중요한 일이 되었습니다. 우리 몸이 보내는 작은 신호들을 무시하지 말고, 나만의 스트레스 해소법을 찾아야 할 때입니다.

저에게는 그 해답이 '향기'였습니다. 향기는 단순히 기분 좋은 냄새가 아니라, 감정과 생리 반응을 부드럽게 조율해 주는 따뜻한 위로였으니까요. 몸과 마음이 "이제 좀 쉬고 싶다"는 신호를 보낼 때, 어떻게 반응하고 돌보느냐가 회복의 방향을 결정합니다. 그리고 그 순간마다 누구보다 조용히, 그러나 가장 빠르게 다가와 나의 감각을 깨우고, 회복의 시작을 도와주는 존재. 그게 바로 향기였습니다.

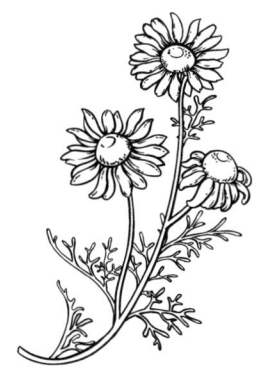

내 몸과 마음이 보내는
SOS

스트레스가 쌓이면 우리 몸과 마음은 다양한 신호로 위험을 알립니다. 마치 자동차의 경고등처럼, 이 신호를 무시하면 결국 더 큰 문제로 이어질 수 있습니다.

저의 경우, 가장 먼저 복통이 찾아왔습니다. 처음엔 가벼운 속쓰림이었지만 점점 심해져, 소화제와 진통제 없이는 일상생활이 힘들 정도가 되었죠. 식사 후 갑자기 찾아오는 복통과 소화불량, 그리고 이어지는 두통까지.

병원에 가면 늘 돌아오는 말은 "딱히 이상은 없네요. 스트레스받지 말고, 쉬세요"였습니다. 심각성을 확인하기 위해 12시간 금식 후 위내시경 검사를 받으러 갔는데, 위장에 음식물이 그대로 남아 있어 검사 일정이 하루 미뤄졌고, 결국 36시간 넘게 금식한 끝에야 검사를 마칠 수 있었습니다. 그만큼 소화 기능이 극도로 떨어진 상태였지만, 돌아오는 처방은 "약 드시고 푹 쉬세요" 뿐이었죠.

스트레스? 향기로 날려!

스트레스가 우리 몸과 마음에 보내는 신호는 크게 세 가지로 나눌 수 있습니다.

1. 몸이 보내는 신호

- 만성적인 피로감

- 두통, 소화불량, 근육통

- 잦은 감기, 알레르기 반응

- 수면 장애(불면증 또는 과다 수면)

- 식욕 변화(폭식 또는 식욕 감퇴)

2. 마음이 보내는 신호

- 불안감, 초조함, 짜증

- 집중력 저하, 기억력 감퇴

- 결정 어려움, 판단력 저하

- 우울한 기분, 무기력감

- 의욕 상실, 흥미 저하

- 자신감 하락

3. 행동으로 나타나는 신호

- 과도한 음주, 흡연

- 폭식, 쇼핑 중독 등 충동적 행동

- 사회적 관계 회피

- 일탈 행동

저는 특히 '결정 장애'가 심해졌어요. 간단한 선택조차 어려워져 "오늘 점심 뭐 먹지?"라는 질문에도 한참을 고민하게 되더라고요. 결국 "아무거나"라는 대답이 나오곤 했죠.

이런 결정 장애는 스트레스로 인한 집중력 저하와 과도한 불안감이 복합적으로 작용해 나타나는 현상이었습니다. 스트레스가 지속되면 뇌의 전전두엽 기능이 저하되어 판단력과 의사결정 능력이 떨어지게 되거든요. 그래서 평소라면 쉽게 내릴 수 있는 작은 결정들도 큰 부담으로 느껴지는 거죠. 수면 패턴도 완전히 망가졌습니다. 잠들기 어렵고, 자다가 자주 깨며, 아침에 일어나도 피곤함이 가시지 않았어요.

하지만 그땐 몰랐습니다. 이 모든 신호가 '지금 이대로 가면 안 된다'는 경고음이었다는 사실을요. 결국 복통, 소화불량, 불면증은 점점 심해졌고, 병원에서는 '스스로 조절하라'는 말만 반복될 뿐이었습니다.

그때 저는 깨달았어요. 몸의 작은 신호를 외면하면 결국 큰 대가를 치르게 된다는 걸요. 두통, 복통, 잦은 피로 같은 증상들은 결코 참고 넘길 문제가 아닙니다. 그건, 당장 나 자신을 돌보라고 말하는 몸의 SOS 신호였어요.

향기는 그런 신호를 읽어내는 데 도움을 줍니다. 뇌와 감정에 직접 작용해 스트레스의 고리를 끊어내는 과학적 도구이자 자기 돌봄의 언어입니다. 당신도 지금 몸이 보내는 신호에 귀 기울여보세요. 작은 변화가 쌓여, 더 건강한 내일을 만드는 첫걸음이 될 것입니다.

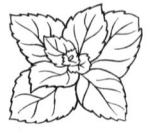

멘탈 관리가
필요한 순간들

　살다 보면, '이건 정말 너무하다' 싶은 순간이 누구에게나 찾아옵니다. 스트레스가 그저 피로한 정도를 넘어 몸과 마음을 심하게 흔들기 시작하면, 잠깐의 기분 전환만으로는 해결되지 않죠. 그런 때엔 '의식적인 멘탈 관리'가 반드시 필요합니다.

　저 역시 여러 시기를 거치며 한 가지 확실한 도구를 발견했습니다. 바로 '향기'입니다. 눈에 보이지 않는 이 작은 향기 분자가, 때로는 진통제보다 더 강력하게 나를 진정시키고, 내면을 마주하게 해주더군요.

　예를 들어 결혼, 이사, 이직, 출산, 창업과 같은 인생의 큰 전환점은 설렘과 두려움을 동시에 안겨줍니다. 심리학자들은 이를 '긍정적 스트레스'라고 부르지만, 막상 그 순간을 마주하면 불안이 파도처럼 밀려오곤 하죠. 저 역시 아로마테라피스트로 전환하던 시기에 "잘할 수 있을까?", "수입은 안정적일까?" 하는 현실적인 고민이

끊이지 않았습니다.

그럴 때 '네롤리(Neroli)'나 '프랑킨센스(Frankincense, 유향)' 오일이 마음을 차분히 가라앉혀주며, 내면의 목소리를 들을 수 있도록 도와주었습니다.

과도한 업무나 학업으로 번아웃(소진 증후군)이 다가올 때도 마찬가지입니다. 기한에 쫓기는 프로젝트, 시험 준비, 겹치는 일정 속에서 우리의 정신은 쉽게 지쳐버립니다. 저는 한때 AI 강의와 미용학, 국제 아로마테라피 시험을 동시에 준비하느라 완전히 지쳐버린 적이 있었습니다. 그럴 때면 저는 늘 '페퍼민트(Peppermint)'와 '로즈마리(Rosemary)' 오일을 곁에 두었습니다. 이 두 향은 뇌 활성화와 집중력 향상에 도움을 준다는 연구 결과도 있습니다. 눈의 피로가 심할 땐, '캐모마일 하이드롤라'로 눈 주위를 부드럽게 마사지하며 피로를 달래곤 했습니다. 하이드롤라는 에센셜 오일을 추출할 때 함께 얻어지는 꽃물 혹은 허브 워터로, 에센셜 오일보다 농도는 낮지만 식물의 유효 성분과 향을 은은하게 담고 있어 피부에 직접 사용할 수 있을 만큼 순한 것이 특징입니다.

사람과의 관계에서 비롯되는 스트레스는, 생각보다 훨씬 깊고 오래 남습니다. 같은 말과 장면이 머릿속에서 계속 떠오르고, 그 기억 하나가 자존감을 송두리째 흔들어놓을 때도 있죠. 특히 가족, 친구,

동료처럼 가까운 사람과의 갈등은 마음에 더 깊은 상처로 남기 쉽습니다. 저 역시 한때, 직장 동료와의 갈등으로 회사에서 하루를 보내는 일 자체가 지옥처럼 느껴졌던 시기가 있었습니다. 그때 아로마테라피를 알았더라면, 조금은 덜 무너지고 덜 흔들렸을지도 모르겠어요.

몸이 아프면 모든 의욕이 사라집니다. 불확실성과 통제력 상실감이 동시에 밀려올 때, '라벤더(Lavender)' 오일은 통증을 완화하고 불면을 개선하는 데 도움이 되어 몸과 마음 모두를 위로해 줍니다. 물론 증상이 심할 때는 반드시 전문가의 도움을 받아야 한다는 점을 잊지 마세요.

경제적 압박은 눈에 보이지 않지만, 매우 강력한 스트레스 요인 중 하나입니다. 생계의 불안정은 인간의 가장 기본적인 '안전 욕구'를 흔들어 놓죠. 저 역시 프리랜서로 처음 일할 때, 월세 납부일과 카드 결제일이 가까워질 때마다 가슴이 철렁 내려앉곤 했습니다. 그럴 때면, 경제적 불안으로 인해 뒤흔들리는 감정을 진정시키기 위해 저는 '피스풀(Peaceful)' 블렌딩 오일을 자주 사용했어요. 베티버, 라벤더, 일랑일랑, 프랑킨센스, 마조람이 조화롭게 블렌딩된 이 오일은 예민해진 마음을 부드럽게 감싸안아 주며, 평온함을 되찾는 데 큰 도움이 되었습니다.

이 모든 순간에 향기는 그저 냄새를 넘어 '지금 이 순간에 집중하라'는 메시지를 전하는 도구가 되어줍니다. 각자의 삶과 감정에 어울리는 향기를 찾아, 스트레스라는 파도 위에서도 흔들림 없이 중심을 잡아가시길 바랍니다.

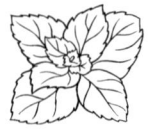

향기로 인생이 바뀐
나의 이야기

향기에 대한 첫 경험은 제 인생 궤적을 송두리째 바꿔놓았습니다. 처음엔 호기심에서 시작했지만, 그 여정은 예상치 못한 방향으로 흘러갔죠. 새로운 것을 배우는 걸 좋아하는 저는 그동안 패턴아트, 페이퍼커팅, 다이어리 꾸미기, 보석 십자수 등 손으로 만지는 취미에 몰두해 왔습니다. 아로마테라피도 그런 '만지는 즐거움'의 연장선에 있는 것으로 생각했어요.

하지만 아로마테라피는 취미의 차원을 완전히 넘어섰습니다. 향기를 맡는 순간, 근육의 긴장이 풀리며 숨이 깊어지는 신체적 변화를 체감했고, 돌덩이처럼 무겁던 마음이 공기 중으로 증발하는 듯한 느낌을 받았죠. 이건 그냥 재미있어서 하는 취미가 아니었어요. 힘든 하루를 버텨내기 위해 저에게 꼭 필요한 것이 되어버렸습니다. 그러면서 일상은 조금씩 달라지기 시작했습니다. 아침에 일어나기 힘들 때, 집중이 필요할 때, 불안할 때, 잠이 오지 않을 때, 그 순간마다 상황에 맞는 향기를 선택하면서 제 삶의 질이 눈에 띄게 나아지는 걸 느꼈습니다. 더 이상 스트레스에 무력하게 끌려다니는 것이 아니라, 제가 스스로 선택하고 조절할 수 있는 대처법이 생긴 거죠.

향기 자극이 시각이나 청각보다 뇌에 훨씬 빠르게 전달된다는 사실은 한참 뒤에야 알게 되었습니다. 그 순간에는 그것이 '내 몸이 스스로 선택한 반란'처럼 느껴졌어요. 그날, 작은 에센셜 오일 병 안에 담긴 향기가 한 줄기 빛처럼 다가와 저에게 깊은 울림과 깨달음을 안겨주었습니다.

"향기는 내 삶의 동반자가 될 거야."

가장 큰 변화는 인생의 방향이 달라졌다는 점이었습니다. 학원 조교, 수학 강사, 인쇄 출판사 교정자·편집자, 콜센터 상담사, 취미 강사, 제과제빵사, 커피·홍차 전문점 바리스타, 대학로 소극장 스태프 등 정말 다양한 직업을 거쳤지만, 그 어느 것도 평생의 열정을 쏟고 싶을 만큼은 아니었죠. 하지만 향기를 처음 들이마신 순간, 모든 것이 달라졌습니다. 단순히 '좋아하는 것'을 넘어 '함께 성장할 파트너'로 느껴졌거든요. 그날 이후 저는 향기의 과학적·심리적 힘을 체계적으로 알아가기로 결심했습니다.

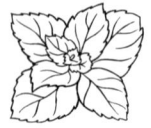

이 책으로 달라질
당신의 내일

향기는 오직 기분 전환을 위한 도구가 아니었습니다. 그것은 삶을 지탱하는 버팀목이자 나를 살리는 생존 전략이었어요. 그래서 이제는 그 놀라운 변화를 이 책을 통해 당신과 나누고자 합니다.

물론 세상에는 이미 수많은 아로마테라피 책이 존재합니다. 그래서 저 역시 망설였죠. '내 책에 어떤 새로운 의미가 있을까?', '독자에게 진정 도움이 될 수 있을까?' 하고 수없이 자문했죠. 그런데 2023년, 전자책 『스스로 사랑하기까지』를 출간한 이후 독자분들께 받은 따뜻한 메시지들이 제게 그 답을 건네주었습니다.

"작가님의 경험이 제게 위로가 되었어요."

"이 페이지를 읽으며 눈물이 났습니다."

그때 깨달았습니다. 한 사람의 경험이 누군가에겐 희망이 되고, 길잡이가 될 수 있다는 사실을요.

이 책 『스트레스? 향기로 날려!』는 단순한 정보 모음집이 아닙니다. 스트레스로 무너졌던 제 이야기와 향기로 회복한 경험, 그리고 국제 아로마테라피 자격증을 취득하며 쌓은 과학적 근거가 하나로 엮인 치유의 기록입니다.

잠들기 어려운 밤, 머리가 지끈거리는 오후, 알 수 없는 몸의 통증과 반복되는 스트레스. 이런 일상의 고민을 약 없이 자연스럽게 해결하고 싶으셨나요? 이 책을 다 읽고 나면 향기 하나로 내 몸과 마음을 스스로 돌보고 편안하게 다스릴 수 있게 됩니다. 에센셜 오일이 신경계와 감정에 미치는 생리학적 영향부터 일상 속 활용법까지 알려드립니다. 단, 이 책은 '정답'을 제시하는 매뉴얼이 아닙니다. 왜냐하면 개인의 체질, 감정 상태, 환경에 따라 반응이 다르기 때문이죠. 예를 들어, 불안 완화에 도움이 되는 라벤더 오일도 일부에게는 두통을 유발할 수 있습니다.

따라서 이 책을 '과학적 근거를 가진 실용 가이드'로 참고하시되, 실제 적용 시에는 꼭 전문가의 상담을 받아보길 권합니다. 이 부분만 유의한다면 향기는 당신의 몸과 대화하는 법을 가르쳐 줄 가장 자연스러운 언어가 될 것입니다.

이 책을 통해 전하고 싶은 메시지는 단 하나입니다. **"스트레스는 피할 수는 없지만, 통제할 수는 있다"**는 것. 살아가는 한 스트레스는 끝없이 찾아옵니다. 하지만 그 스트레스가 당신을 지배하지 않도록 하는 방법은 배울 수 있어요. 저는 그 해답의 하나로 '향기'를 제안합니다.

　추가로 궁금한 점이 있다면 마지막 장의 QR코드를 스캔해 보세요. 아로마테라피스트와의 1:1 문의 채널과 지속적으로 업데이트되는 블로그 콘텐츠를 통해, 책에서 미처 다루지 못한 세부적인 궁금증도 해결해 드릴 예정입니다.

　이 책이 당신의 책장 속 '그저 그런 책'이 아니라, 마음이 지쳐 주저앉을 때마다 손을 뻗어 펼칠 수 있는 '향기로운 방패'가 되길 바랍니다. 한 줄기 향기가 희망의 창가를 두드리는 순간, 당신은 다시 일어설 힘을 찾을 수 있을 거예요.

　당신이 오늘도 조금 더 가볍게, 그리고 조금 더 단단하게 내일을 맞이하길 소망합니다. 향기는 이제 당신의 편입니다. 이 책이 그 여행의 첫걸음을 함께하는 편안한 동료가 되길 진심으로 바라며, 지금 당신에게 마음속 깊이 전하는 위로 한 방울을 건넵니다. 당신의 모든 날에 향기로운 평화가 깃들기를.

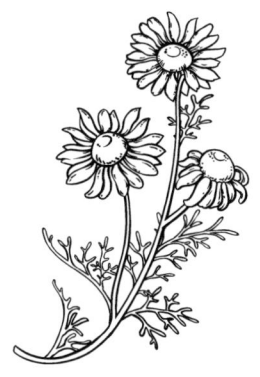

2장

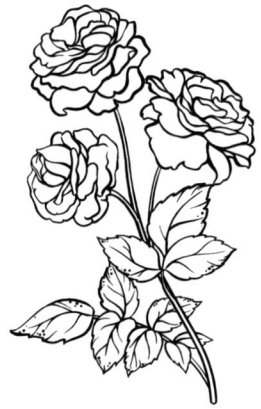

Rose(로즈)

우울감과 감정적 상처를 위로하며,
마음에 따뜻한 사랑의 에너지를 전한다.

향기가 내 마음을
건드리는 이유

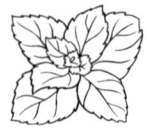

당신의 기분을 바꾸는
향기의 비밀

향기가 우리의 기분을 어떻게 바꾸는지, 한 번쯤 생각해 보신 적 있으신가요? 아침에 커피를 내릴 때 퍼지는 고소한 향, 비 온 뒤 흙냄새가 코끝을 스칠 때 느껴지는 상쾌함, 그리고 누군가의 따뜻한 품에서 풍기는 익숙한 향기….

이런 순간마다 우리는 이유 없이 미소를 짓거나, 마음이 편안해지는 경험을 하곤 하죠. 갓 구운 빵 냄새를 맡으면, 어릴 적 엄마와 함께했던 추억이 떠오르기도 하고, 아기 냄새를 맡으면 본능적으로 보호 본능이 자극되며 마음이 한결 부드러워지죠. 상큼한 오렌지 향을 맡을 때면, 무거웠던 기분이 한순간에 환기되는 듯한 상쾌함이 느껴지곤 합니다.

이런 경험들, 단순히 기분 탓일까요? 아니면 정말 향기에는 우리의 감정과 기분을 움직이는 특별한 힘이 숨어 있는 걸까요?

저 역시 아로마테라피를 처음 접했을 때, 이런 의문이 들었습니다.

'그냥 좋은 냄새일 뿐인데, 정말 내 감정까지 영향을 줄 수 있을까?'

처음에는 반신반의했지만, 직접 경험해 보니 향기의 힘은 생각보다 훨씬 더 깊고 강력했습니다. 특히 디지털 강사로 일하면서 느꼈던 극심한 스트레스, 반복되는 긴장감과 피로가 감정 오일의 향을 맡는 것만으로도 한결 가벼워지는 것을 체감했어요.

어느 날은 사소한 일에도 예민하게 반응하고 짜증이 치밀어 오르던 하루였어요. 하루가 엉망이 될 것 같았고, 밤에도 잠을 설칠 것만 같았죠. 그런데 저녁 무렵 집에 도착해서 향기를 깊게 들이마시자, 서서히 마음이 진정되기 시작했고, 예상과 달리 오랜만에 깊은 잠을 잘 수 있었습니다. 단순히 기분이 좋아지는 것을 넘어서, 내 안의 불안과 긴장이 조금씩 풀어지는 경험이었죠.

그때부터 향기는 제게 그냥 향취가 아니었습니다. 마음을 다독이고 지친 몸에 생기를 불어넣는 하나의 회복 방식이자, 일상 속 작은 처방전이 되었죠. 그래서 저는 그 이후로 늘 에센셜 오일이 들어 있는 작은 파우치를 가방 속에 넣어 다니게 되었습니다. 언제 어디서든 짧은 숨 한 번으로 내 감정을 돌보고 싶을 때, 가장 먼저 꺼내 드는 나만의 비밀 무기처럼요. 특히 중요한 강의나 프로젝트를 앞두고 긴장감이 높아질 때, 또는 감정의 파도가 쉽게 출렁일 때면, 상황에 알맞은 향기를 깊게 들이마시며 마음을 다스리곤 합니다.

향기는 마치 내 마음의 온도를 조절해 주는 리모컨처럼, 때로는 나를 진정시키고, 한편으로는 새로운 활력을 불어넣어 줍니다. 이처럼 향기는 우리의 일상과 감정, 심지어 기억까지도 부드럽게 어루만지는 놀라운 힘을 가지고 있습니다.

혹시 당신도 일상에서 어떤 향기를 맡고 기분이 달라졌던 순간이 있으신가요? 이제부터 그 작은 변화에 조금 더 귀 기울여 보세요. 향기는 생각보다 훨씬 더 깊고 섬세하게 우리의 마음을 움직이고 있을지도 모릅니다.

스트레스? 향기로 날려!

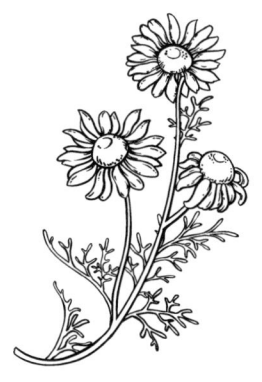

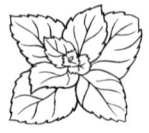

향기가 열어준
감정의 문

"푹 쉬면 괜찮을 겁니다."

그 말이 한때 저에게 세상에서 가장 허무하게 들렸습니다. 의미 없는 조언들 사이에서, 저는 지금 이 통증에서 벗어날 수 있는 진짜 방법을 찾고 싶었어요. 머리로는 '쉬어야 한다', '조금은 덜 완벽해도 괜찮다', '잠시 아무것도 하지 않아도 된다'고 수없이 되뇌었지만, 현실은 생각만큼 간단하지 않았거든요.

20대 초반, 저는 첫 번째 버스 사고를 겪으며 외상 후 스트레스장애(PTSD) 진단을 받았습니다. 출근길 버스에 오를 때마다 가슴이 조여드는 공포를 억지로 눌러 담아야 했죠. 어릴 때부터 걱정이 많아 밤잠을 설치곤 했지만, 성인이 되어 겪은 스트레스로 인한 불면은 차원이 달랐습니다. 눈을 감아도, 머릿속은 좀처럼 쉬지 않았거든요. 두통이 잦아지고 위장 장애는 일상이 되었으며, 밤에는 잠을 전혀 이룰 수 없었습니다. 불면이 이렇게 무서운 것이라는 걸, 그때 처음 알게 되었습니다. 이후 호기심과 다양한 흥미를 따라 여러 직업을 경험하며 나아가던 중, 29살에 또 한 번의 교통사고를 겪게 되었습니다. 이 사고로 심리적·신체적으로 큰 충격을 받았습니다.

30대 중반, COVID-19 팬데믹이 시작되면서 저는 콜센터 상담사로 일하게 되었습니다. 감정 노동자로서 타인의 분노와 불만을 온전히 받아내야 했고, 제 상황과 상관없이 감정을 숨기고 웃으며 말하는 일은 생각보다 훨씬 많은 에너지를 소모했습니다.

콜센터 상담사로 일하는 동시에, 투잡으로 온라인 디지털 강사 업무도 병행했습니다. 회사 일을 마친 뒤에도 수업을 준비하고, 수강생들의 기대에 부응하기 위해 늘 긴장 속에서 하루를 보냈습니다.

온라인 디지털 강의 특성상 예기치 않은 기술적 오류가 잦았고, 강의 자료를 완벽하게 준비했음에도 플랫폼 업데이트로 인해 수업 직전 모든 걸 다시 정리해야 했던 날도 있었습니다. 수업 도중 갑자기 나타난 '새 기능'에, 수강생보다 제가 먼저 당황했던 날도 많았습니다.

그럼에도 불구하고 강의는 진심으로 좋아했던 일이었어요. 누군가에게 새로운 세상을 보여줄 수 있다는 기쁨, 배우는 사람의 눈에서 반짝이는 호기심을 볼 때의 희열은 말로 다 표현할 수 없을 만큼 소중했습니다. 그래서 십자수, 패턴아트 같은 다양한 취미를 다른 사람에게 가르치며 수익화로 연결했고, '나의 일'은 늘 '누군가를 돕는 일'이어야 한다는 생각이 자연스럽게 자리 잡았습니다.

COVID-19 팬데믹 시절, 중증으로 입원하신 아버지에 대해 새벽에 '오늘을 넘기기 힘드니 마음의 준비를 하셔야 합니다'라는 청천벽력 같은 전화를 받았습니다. 그리고 몇 시간 뒤, 저는 아무일 없었던 듯 저는 전화기 너머의 고객에게 웃으며 응대하고 있었습니다. 그 순간은 말로 표현할 수 없을 만큼 충격적이고 고통스러웠습니다. 마치 현실이 아닌 것처럼, 멍한 상태로 하루를 견뎌냈죠.

처음이었어요. 모든 일을 내려놓고 그냥 다 놓아버리고 싶다는 생각이 든 건. 아무것도 하고 싶지 않고, 아무 말도 듣고 싶지 않았습니다. 그저 조용히, 아무도 모르는 곳으로 사라지고 싶다는 마음뿐이었습니다.

생각해 보면, 20대부터 저는 한 번도 제대로 멈춘 적이 없었습니다. 쉼 없이 달려왔고, 잠깐이라도 멈추면 존재가 위협받는 듯한 불안에 시달렸죠.

저에게 '쉼'이란 단순히 속도를 늦추는 것이 아니라, 어쩌면 모든 것을 잃게 될지도 모른다는 막연한 두려움과도 같았습니다. 몸이 힘들어 병원을 찾을 때마다 의사 선생님은 "스트레스가 많으신가 봐요. 푹 쉬세요"라고 조언했지만, 저에게 '쉼'은 오히려 더 두려운

일이었습니다. '쓸모 있는 사람'이 되려면 멈춰서는 안 된다는 강박이 저를 옥죄었고, 그 결과 20년 가까이 N잡러로 살아가며 다양한 일을 병행했습니다. '많은 것을 아는 것이 곧 가치'라는 믿음에 사로잡혀, 끊임없이 자신을 몰아붙이며 살아왔던 것 같습니다.

　지칠 대로 지쳐 퇴사를 결심했던 어느 날, 우연히 '아로마 인사이트 카드'와 '감정 오일'을 접하게 되었습니다. 사실 처음엔 별 기대감이 없었습니다. '아로마테라피? 스파나 마사지에 쓰는 거 아니야?'라고 생각했죠. 그런데 향 한 방울이 코끝에 닿는 순간, 마음 깊숙이 묻어두었던 감정이 용암처럼 분출되며 눈물이 쏟아졌습니다. 설명할 수 없는 위안이 밀려왔고, 오랫동안 눌러두었던 감정들이 향기와 함께 수면 위로 솟아오르는 듯한 느낌이었습니다. 그 순간, 저는 처음으로 진정한 '쉼'을 느꼈습니다. 아무것도 하지 않아도 괜찮다는, 숨만 쉬어도 된다는 허락을 향기가 대신 전해준 것 같았어요.

　향기는 오감 중에서도 가장 빠르게, 뇌의 감정을 관장하는 부위에 도달하는 감각 자극입니다. 신경과학 연구에 따르면, 후각 신호는 0.2초 이내에 뇌 속 감정 중추인 편도체와 해마로 전달됩니다. 이 두 부위는 우리가 느끼는 공포, 슬픔, 기쁨 같은 감정을 빠르게 반응하도록 돕는 곳이에요. 향기는 이처럼 감정을 담당하는 뇌를 자극해서, 우리가 느끼는 감정의 방향과 강도를 바로 조절할 수 있게 해 줍니다.

특히 편도체는 후각 정보의 정서적 가치를 평가하는 핵심 기관입니다. PET 연구에 따르면, 불쾌한 냄새에 노출되었을 때 양측 편도체의 뇌 혈류량이 25% 이상 증가한다고 해요. 이는 향기가 특정 감정을 불러일으키는 말보다 650배나 빠르게 감정 회로를 활성화한다는 것을 보여줍니다.

이처럼 향기는 뇌파와 신경전달물질의 변화를 유도하여 감정, 기억, 스트레스 반응에 직접적인 영향을 미칩니다. 실제로 라벤더, 로즈마리, 시트러스 계열 등 다양한 에센셜 오일이 스트레스 호르몬 수치를 낮추며, 집중력과 인지 기능까지 개선한다는 연구 결과들이 이어지고 있습니다.

이러한 과학적 통찰을 경험한 저는 아로마를 '기분 전환 도구'가 아닌, 신경 회로를 새롭게 연결해 주는 열쇠로 바라보게 되었습니다. 에센셜 오일 한 방울에서 퍼져 나오는 향기는, 출구 없이 맴돌기만 하던 불안과 무기력의 폐쇄된 감정에서 저를 이끌어냈고, 그 순간부터 삶은 다시 열리기 시작했습니다.

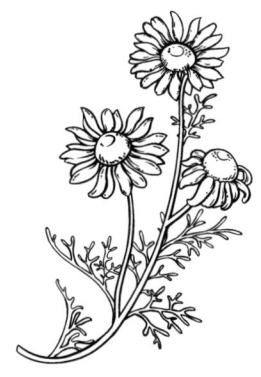

향기가 우리 뇌와 감정에 미치는
놀라운 영향

향기가 우리의 감정과 기분을 바꿀 수 있다는 사실, 정말 신기하지 않으신가요? 여러분도 분명 이런 경험이 있으실 거예요. 갓 구운 빵 냄새를 맡으면 배가 고프지 않았는데도 군침이 돌고, 엄마가 끓여주던 미역국 냄새를 맡으면 갑자기 집이 그리워지죠. 반대로, 병원 특유의 소독약 냄새만 맡아도 괜히 긴장되고 불안해지기도 하고요.

이런 현상, 단순히 기분 탓이라고 생각하셨을 수도 있지만 사실은 그렇지 않습니다. 향기 자극은 단순한 감각을 넘어서, 우리의 뇌 깊숙한 감정 중추인 변연계에 직접 연결되는 통로이기 때문이에요.

우리가 무언가를 보고 듣거나 만질 때, 그 자극은 '시상'이라는 뇌의 중계소를 거쳐 감정에 도달합니다. 하지만 향기는 시상을 거치지 않고, 단 0.2초 만에 감정을 담당하는 '변연계'로 직행하죠. 마치 응급환자가 접수 없이 곧바로 치료실로 들어가는 것처럼요.

이 변연계는 우리의 감정, 기억, 본능적인 반응을 조절하는 핵심 뇌 부위입니다. 그 안의 편도체는 공포나 분노 같은 감정을 조절하고, 해마는 기억을 저장하고 떠올리는 역할을 하죠. 그래서 어떤 향기를 맡는 순간, 불쑥 20년 전의 추억이 떠오르거나 괜히 마음이 편안해지고 설레는 경험을 하게 되는 거예요.

그럼 향기는 구체적으로 어떤 변화를 만들어낼까요? 이제부터는 조금 더 구체적으로 말씀드려볼게요. 향기가 우리의 몸과 마음에 가져다주는 작지만 확실한 변화들에 대해요.

1. 긴장과 불안을 가라앉힐 때

라벤더는 대표적인 진정의 향입니다. 그 안의 리날룰 성분은 몸의 긴장을 완화하고 마음을 차분하게 만드는 데 도움을 준다고 알려져 있어요. 중요한 발표나 면접을 앞둔 날, 손목에 라벤더 오일 한 방울을 떨어뜨리고 깊게 숨을 들이마셔 보세요. 어깨에 들어갔던 힘이 스르르 풀리고, 머릿속이 한결 맑아지는 걸 느낄 수 있을 거예요.

2. 우울감과 무기력함을 느낄 때

기분이 가라앉고 무기력할 때는 오렌지나 레몬 같은 감귤류 향기가 큰 도움이 됩니다. 리모넨이라는 성분이 행복 호르몬인 세로토

닌 분비를 촉진하거든요. 상큼한 향기를 깊게 들이마시는 것만으로
도 공원을 산책하는 듯 가슴이 탁 트이고, 왠지 좋은 일이 생길 것
같은 기분이 찾아올 수 있어요.

3. 집중력과 기억력이 필요할 때

로즈마리는 머리를 맑게 하고, 집중력을 높이는 데 효과적인 향입
니다. 영국 노섬브리아 대학교 연구에 따르면, 로즈마리 향을 맡으
며 공부한 학생들의 기억력 테스트 점수가 15% 향상됐다고 합니
다. 이는 로즈마리에 함유된 1,8-시네올 성분이 뇌의 혈류를 증가
시키고 신경 전달을 활발하게 만들기 때문입니다.

중요한 보고서를 준비하거나 오후의 졸음을 이겨내야 할 때, 티슈
에 로즈마리 오일을 한두 방울 떨어뜨려 책상 옆에 두어보세요. 뇌
가 깨어나는 느낌을 경험할 수 있을 거예요.

4. 스트레스 완화가 필요할 때

캐모마일, 베르가못, 일랑일랑은 스트레스 조절에 탁월한 향들입
니다. 특히 캐모마일은 오랜 시간 '자연의 진정제'로 불려왔죠.

속상한 일이 있거나 인간관계로 지친 날, 베개 옆에 살짝 향을 뿌
려두거나 손에 문질러서 호흡과 함께 들이마셔 보세요. 마치 따뜻

한 포옹을 받는 듯, 서서히 마음이 풀려갑니다.

5. 깊고 편안한 수면을 원할 때

잠들기 어려운 날엔 라벤더나 마조람 향이 큰 도움이 됩니다. 이 향기들은 뇌파를 안정시키고, 수면의 질을 향상시키는 데 탁월한 효과를 보이죠. 연구에 따르면 라벤더 향을 맡고 잠든 사람들은 깊은 수면 단계가 증가하고, 아침에도 개운한 기분으로 깨어났다고 합니다.

"향기로 기분이 바뀐다니, 그냥 기분 탓 아닌가?"라고 생각하실 수도 있어요. 그럴 수도 있지만, 향기의 힘은 분명 과학적인 근거를 가지고 있습니다.

라벤더의 리날룰, 오렌지의 리모넨, 로즈마리의 1,8-시네올처럼 각 오일 안의 특정 성분들이 뇌의 신경전달물질에 작용하며 실질적이고 측정할 수 있는 변화를 만들어냅니다. 마치 감기약을 먹으면 코막힘이 나아지는 것처럼, 향기 역시 우리 몸을 조용히, 그러나 확실히 바꿔놓는 것이죠. 무엇보다 좋은 건, 약물과 달리 부작용 걱정 없이 자연스럽게 우리 몸의 균형을 되찾도록 돕는다는 점입니다.

아로마테라피라고 해서 어렵게 느낄 필요는 없어요. 티슈에 에센

셜 오일을 한두 방울 떨어뜨리거나, 베개 커버에 살짝 뿌려두는 것
만으로도 충분합니다.

복잡한 스트레스 해소법보다 더 간단하고, 치료비보다 훨씬 더 부
드러운 방식으로, 내 마음을 지켜주는 작은 도구가 되어줄 거예요.
오늘부터 향기의 힘을 가볍게 시작해 보세요. 분명 "이런 게 정말
효과가 있구나!" 하고 놀라게 되실 겁니다.

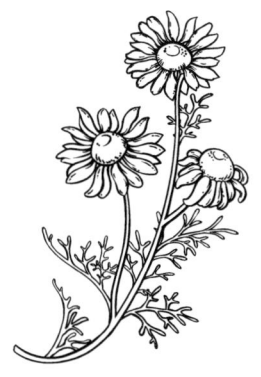

내 공간이 달라지는
향기의 마법

지금 이 글을 읽고 계신 공간—집, 사무실, 카페, 교실—어떤 향기가 머무르고 있는지, 한 번쯤 의식해 본 적 있으신가요? 우리는 다양한 공간에서 대부분의 시간을 보내면서도, 의외로 그 공간을 채우는 향기에는 무심할 때가 많습니다.

사실, 공기 중에 은은히 퍼지는 향기는 우리의 기분, 행동, 나아가 건강과 수면의 질까지도 조용하지만 분명하게 바꿔놓는 힘이 있습니다. 저 역시 아로마테라피를 시작하며 가장 먼저 주목한 것은 '내 공간의 향기'였습니다. 처음에는 단순히 좋은 냄새로 분위기를 바꿔보고 싶었지만, 시간이 지나며 그 향기가 공간의 에너지를 흔들고, 하루의 시작을 새롭게 열어준다는 것을 깊이 깨달았습니다.

침실에는 수면에 도움을 주는 라벤더와 마조람을 블렌딩한 오일을 디퓨저에 넣고, 잠들기 약 20분 전부터 은은하게 퍼지도록 설정했습니다. 또 '세레니티(Serenity)'라는 이름의 블렌딩 오일로 필

스트레스? 향기로 날려!

로우 미스트를 만들어 침구에 가볍게 분사했고, 라벤더·마조람·세레니티를 섞은 롤온을 발바닥에 바른 뒤 잠자리에 들었습니다.

처음에는 큰 기대 없이 시작했지만, 일주일쯤 지나자 수면의 질이 눈에 띄게 달라지는 것이 느껴졌습니다. 잠들기까지 걸리는 시간이 짧아지고, 자다가 깨는 횟수도 확연히 줄었어요. 아침에 일어났을 때의 상쾌함 또한 이전과는 비교할 수 없을 만큼 좋아졌습니다.

업무 공간에는 책상 위에 작은 디퓨저를 두고, 로즈마리와 페퍼민트 오일을 블렌딩해 사용했습니다. 이 향은 머리를 맑게 하고 집중력을 끌어올리는 데 효과적이어서 오후의 나른함이나 집중력 저하를 극복하는 데 큰 도움이 되었죠. 특히 중요한 원고를 마감하거나 새로운 강의안을 준비할 때, 이 향기는 저에게 '집중의 스위치'처럼 작용해 주었습니다. 공간에 향기를 더하는 방법은 생각보다 훨씬 다양합니다.

1. 디퓨저

에센셜 오일을 공기 중에 분사하여 공간 전체에 향기를 퍼뜨리는 도구입니다. 가장 흔히 사용되는 초음파식 디퓨저는 물통에 물을 채운 뒤, 에센셜 오일을 3~5방울 떨어뜨려 작동시키는 방식이에요. 물과 함께 미세한 입자로 분무 되면서 향기가 고르게 퍼지고, 동시에 가습 효과도 함께 누릴 수 있습니다. 넓은 공간이나 장시간 향기를 유지하고 싶을 때 유용하며, 아로마테라피에서는 합성향이 아닌 100% 천연 에센셜 오일을 사용하는 것이 중요합니다.

네뷸라이징 디퓨저는 물 없이 순수 오일만 공기 중에 미세하게 분사해 보다 강한 효과를 주며, 스톤 디퓨저나 발향목 디퓨저처럼 전기를 사용하지 않는 방식은 은은한 향을 자연스럽게 오랫동안 퍼뜨리는 데 적합합니다. 공간의 크기나 원하는 분위기에 따라 알맞은 타입을 선택해 보세요.

2. 룸 스프레이

에센셜 오일을 정제수와 알코올(에탄올) 또는 무향 식물성 베이스에 희석해 만든 스프레이입니다. 공간에 직접 뿌리면 즉각적으로 향기가 더해져 공기의 분위기를 전환할 수 있어요. 손님이 오기 전이나 기분 전환이 필요할 때 간편하게 사용할 수 있습니다.

3. 롤온

에센셜 오일을 코코넛, 호호바 등 캐리어 오일에 희석해 소용량 용기에 담아 만든 휴대용 제품입니다. 손목, 목덜미, 관자놀이 등에 가볍게 바르면 언제 어디서나 향기를 즐길 수 있습니다. 가방에 쏙

들어가는 크기라 외출 시에도 부담 없이 사용할 수 있어요.

다양한 방법으로 향을 깊이 들이마시며, 머리끝부터 발끝까지 향기가 내 몸을 부드럽게 감싸는 모습을 상상해 보세요. 실제로 향기를 맡는 순간, 호흡이 느려지고 마음이 차분해지는 것을 느낄 수 있습니다.

공간의 향기는 냄새를 넘어, 분위기와 감정을 형성하는 보이지 않는 힘입니다. 은은하게 퍼지는 좋은 향은 그 공간에 머무는 이들의 기분을 자연스럽게 전환시키고, 때로는 불안과 긴장까지도 부드럽게 풀어줍니다. 반면 불쾌한 냄새나 답답한 공기는 우리의 에너지를 빠르게 소진시키고, 스트레스를 더 크게 증폭시키곤 하죠.

중요한 것은, 향기로 공간의 분위기를 바꾸는 일은 결국 마음의 환경을 바꾸는 일과도 연결된다는 점입니다. 당장 문제가 해결되지 않더라도, 향기가 건네는 작은 위로와 안정감은 마음가짐에 변화를 일으키고, 문제를 바라보는 시선을 조금 더 부드럽고 긍정적으로 만들어줍니다.

에센셜 오일은 내 공간과 마음에 새로운 에너지를 불어넣는, 작지만 확실한 변화의 도구입니다. 오늘 하루, 나만의 소중한 공간에 어떤 향기를 더해보고 싶으신가요?

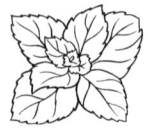

향기는 왜 사람마다
느낌이 다를까요?

상담 중 자주 듣는 질문입니다. 실제로 같은 향기를 맡아도 어떤 사람은 기분이 좋아지고, 어떤 사람은 불편하거나 두통을 느끼는 경우가 있습니다. 이는 그저 취향의 차이를 넘어, 향기에 대한 반응이 개인마다 다르게 나타나는 이유가 생리적, 심리적, 경험적 요인으로 복합적으로 얽혀 있기 때문입니다.

1. 생리적 차이와 유전적 요인

가장 기본적인 차이는 우리 몸의 '후각 수용체'와 뇌의 정보 처리 방식이 서로 다르기 때문입니다. 사람마다 후각 유전자의 구성은 조금씩 다르고, 이에 따라 특정 향기 분자에 민감하거나 둔감하게 반응할 수 있습니다.

예를 들어, 어떤 사람은 쓴맛을 거의 느끼지 못하는 반면, 어떤 이는 극도로 민감하죠. 마찬가지로, 향기에 대한 민감도 역시 유전적으로 각자 고유하게 타고납니다. 또한 코점막의 상태, 호흡기 건강, 알레르기 유무 등 신체적 조건도 영향을 줍니다. 감기에 걸리거나 코가 막혀 있을 때, 평소 좋아하던 향조차 잘 느껴지지 않거나 불쾌하게 느껴질 수 있습니다.

2. 기억과 감정의 연결

향기는 뇌의 '변연계', 즉 감정과 기억을 담당하는 영역과 직접 연결되어 있습니다. 이는 특정 향기가 과거의 특정 기억, 감정, 장소 또는 사람을 불러일으킨다는 의미이기도 합니다.

예를 들어, 어린 시절 할머니 댁에서 맡았던 라벤더 향이 따뜻한 기억과 연결돼 있다면, 같은 향기를 맡았을 때 자연스럽게 편안함을 느낄 수 있습니다. 반대로 병원에서 맡았던 소독약 냄새가 두려움과 연결되어 있었다면, 비슷한 향에서 불안이 유발될 수 있겠죠. 이처럼 향기는 개인의 기억과 감정에 깊이 뿌리내리고 있어, 사람마다 전혀 다른 반응을 이끌어냅니다.

3. 현재의 건강 상태와 심리적 컨디션

몸과 마음의 상태도 향기에 대한 반응을 결정짓는 큰 요소입니다. 호르몬 변화, 스트레스 정도, 면역력, 피로도, 심지어 생리 주기까지도 후각의 민감도에 영향을 줍니다. 평소 좋아하던 향도 몸이 지치거나 두통이 있는 날엔 오히려 불편하게 느껴질 수 있고, 임신 중 향에 대한 감각이 크게 달라지는 경험도 흔합니다.

저 역시 '일랑일랑(YlangYlang)' 향을 처음 접했을 때는 향이 너무 강하게 느껴져 쉽게 받아들이기 어려웠습니다. 그러나 시간이 지나 몸과 마음의 균형이 회복되자, 예전에는 버겁게 느껴졌던 일랑일랑 향이 오히려 편안하게 다가오는 경험을 했습니다.

향기는 '지금의 나'를 비추는 거울입니다. 무엇보다 중요한 것은, 향기를 선택할 때 내 몸과 마음이 보내는 신호에 귀 기울이는 일입니다. 오늘 마음에 들지 않던 향이 어느 날 문득 좋아질 수도 있고, 반대로 익숙했던 향이 어느 순간 불쾌하게 느껴질 수도 있습니다.

그럴 땐 억지로 같은 향을 고집하기보다는 농도를 낮추거나, 다른 향과 블렌딩하여 조절해 보세요. 향은 고정된 것이 아니라, 그때그때 나에게 맞춰 조율할 수 있는 살아 있는 감각입니다.

누군가에게 좋은 향이 나에게도 반드시 좋은 향일 필요는 없습니다. 진짜 중요한 것은, 내 몸과 마음이 편안하게 반응하는 '나만의 향'을 찾는 과정입니다. 그 과정 자체가 바로 진정한 아로마테라피의 시작이기도 하지요.

오늘의 기분과 컨디션에 맞는 향기를 찾아보세요. 향은 아주 작은 변화처럼 보일지 몰라도, 그 안에는 삶을 부드럽게 전환할 수 있는 놀라운 힘이 담겨 있습니다.

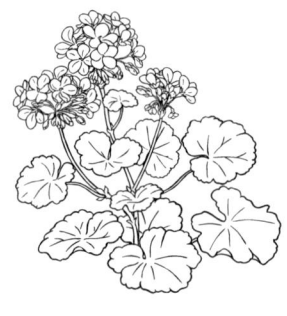

3장

Rose geranium(로즈제라늄)

감정 균형과 심리적 안정을 돕고, 기분 전환과
호르몬 조절에도 효과적이다.

지금
내게 필요한 향기는?

한 병의 오일,
여러 개의 해답

라벤더 오일이 수면 개선에 좋다는 사실은 많은 분들이 이미 알고 계실 거예요. 그런데 이 라벤더 오일이 스트레스 완화, 두통 완화, 감정 안정 등에도 탁월하게 쓰인다는 건 알고 계셨나요?

에센셜 오일은 단지 하나의 효능만을 지닌 것이 아니라, 한 오일이 여러 감정과 신체 반응에 동시에 작용하는 '복합적인 힘'을 가지고 있습니다. 식물에서 추출한 천연 화합물들이 우리 몸과 마음의 다양한 시스템에 함께 작용하기 때문이지요. 그래서 라벤더처럼 하나의 오일이 다양한 상황에서 반복적으로 추천되는 이유는, 단순한 다용도성이 아니라 식물 고유의 복합적인 치유 능력에 있습니다.

예를 들어, 페퍼민트 오일은 아침의 무기력함을 깨우는 데도, 두통이 올 때도, 심지어 업무 중 집중력이 떨어질 때도 사용할 수 있습니다. 로즈마리 오일 역시 아침의 활력, 업무 집중, 두통 완화 등 여러 상황에서 도움이 되죠. 이처럼 특정 오일이 반복해서 등장하는 것은 결코 우연이 아닙니다. 각 오일의 주요 성분이 뇌의 신경전달물질, 자율신경계, 호흡기, 근육 등 다양한 부위에 동시에 영향을 주기 때문입니다.

우리의 감정과 신체 반응은 서로 긴밀하게 연결되어 있습니다. 스트레스를 받으면 두통이 오기도 하고, 불안이 심할 때는 잠이 오지 않기도 하죠. 이런 복합적인 상황에서는 한 가지 오일이 여러 증상과 감정에 동시에 긍정적인 영향을 줄 수 있습니다.

중요한 것은 내 몸과 마음이 지금 무엇을 필요로 하는지를 세심하게 살피는 것입니다. 같은 라벤더 오일이라도 수면을 위해, 두통 완화를 위해, 혹은 감정 안정이 필요할 때 각각 다르게 활용할 수 있습니다. 나의 상태와 필요에 따라 오일을 선택하고, 때로는 두세 가지 오일을 직접 블렌딩해 나만의 맞춤 향기를 만들어 보는 것도 좋은 방법입니다.

다만, 보다 간편하게 원하는 효과를 얻고 싶다면, 독자적인 레시피로 안정적으로 블렌딩된 신뢰할 수 있는 브랜드의 제품을 선택하는 것도 좋은 선택이 될 수 있습니다. 또한, 에센셜 오일의 효과는 사용 방법과 환경에 따라 달라질 수 있습니다. 디퓨저, 마사지, 흡입(인헬러, inhaler) 등 다양한 방식으로 시도해 보고, 자신에게 가장 잘 맞는 활용법을 찾는 것이 좋습니다.

에센셜 오일은 단순히 "이럴 땐 이 향기!"라는 공식에만 머무르지 않습니다. 상황과 기분, 그리고 내 몸의 신호에 따라 유연하게 선택하고, 다양한 오일의 조합을 즐기며 나만의 향기 루틴을 만들어가 보세요. 이 과정 자체가 당신의 감정과 몸을 돌보는 소중한 시간이 되어줄 것입니다.

공통 주의 사항

- 희석 필수: 피부 사용 시 꼭 캐리어 오일과 섞어 사용
- 패치 테스트: 피부 민감도 확인
- 어린이/임신부 주의: 안전한 사용 농도 지키기
- 장기 사용 시 환기: 밀폐된 공간에 향이 과도하게 머무는 것을 방지하기 위해 꼭 환기하기

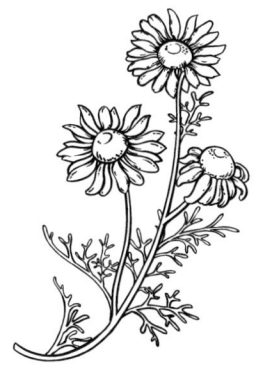

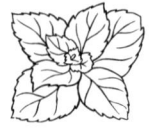

아침에 일어나기
너무 힘들 때

누구에게나 아침은 버거운 시간입니다. 특히 전날 피곤이 누적되었거나 기분이 가라앉은 날에는 침대에서 일어나는 것조차 쉽지 않죠. 이럴 때 에센셜 오일의 상쾌한 향이 머릿속을 맑게 깨우고, 몸과 마음에 자연스럽게 생기를 불어넣어 줍니다.

1. 시트러스 계열 (베르가못, 오렌지, 레몬)

상큼하고 밝은 시트러스 향은 뇌의 각성 중추를 자극해 자연스럽게 활력을 되찾게 해줍니다.

- 베르가못(Bergamot) : 세로토닌 분비를 촉진해 기분을 개선하고 정신을 맑게 해줍니다.
- 스위트 오렌지(Sweet Orange): 무기력감을 해소하고 아침 기분을 환기시킵니다.
- 레몬(Lemon): 밝고 산뜻한 향기로 활력을 불어넣습니다.

2. 로즈마리(Rosemary)

신선한 풀 향이 몸과 마음을 깨우며, 집중력과 에너지를 높여줍니다.

3. 페퍼민트(Peppermint)

멘톨의 시원함이 머리를 맑게 하고 졸음을 해소합니다.

4. 유칼립투스(Eucalyptus)

호흡을 열어주고 기분을 환기시키며, 가슴·목·손목에 마사지하면 상쾌함이 확실히 느껴집니다.

5. 블렌드 오일 '어센드'(Ascend)

밝고 달콤한 향으로 아침의 기분을 업시켜줍니다.

활용법

• 언제?

‐ 침대에서 일어나기 버거운 아침, 몸은 무겁고 정신은 흐릿할 때.

• 어떻게 사용하면 좋을까?

‐ 디퓨저: 물 가득 채운 디퓨저에 시트러스, 페퍼민트, 로즈마리

오일 중 마음에 드는 오일을 골라 총 3방울 떨어뜨리기 → 아침 준비나 샤워 후에 틀어두세요.

- 손바닥 흡입: 손바닥에 오일 1방울 → 양 손을 비벼서 코 앞에 가까이 대고 천천히 깊게 숨쉬기.

- 가슴, 목 마사지: 캐리어 오일 10ml + 에센셜 오일 1방울 → 가슴, 목 뒤에 부드럽게 바르고 숨을 깊게 쉬세요.

• 주의 사항

- 직접 피부 사용 시 반드시 희석

- 민감 피부는 먼저 소량 패치 테스트

- 향이 너무 강하게 느껴지면 희석 비율을 줄여서 사용하세요

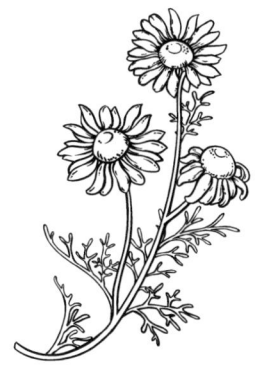

번아웃이
몰려올 때

　일에 치이고, 머릿속은 복잡하고, 몸은 점점 무거워질 때 '번아웃 증후군'이 누구에게나 찾아옵니다. 아무리 쉬고 싶어도 마음이 진정되지 않고, 작은 일에도 쉽게 예민해지며, 무력감이 밀려올 때가 있죠. 이럴 때 에센셜 오일은 기분 전환을 넘어 내 안의 균형을 회복시켜 줍니다.

1. 라벤더(Lavender)

　스트레스와 불안, 긴장을 다독이며 마음을 진정시킵니다.

2. 베르가못(Bergamot)

　상큼한 시트러스 향이 우울감과 무기력감을 해소합니다.

3. 샌달우드(Sandalwood)

　　　　　　　　　　　　　스트레스? 향기로 날려!

우디 향이 불안감과 초조함을 누그러뜨립니다.

4. 오렌지(Sweet Orange)/그레이프프루트(자몽 Grapefruit)

달콤하고 상쾌한 시트러스 향이 피로와 스트레스를 줄이고, 에너지가 고갈된 느낌이 들 때 활력을 되찾는 데 도움이 됩니다.

5. 페퍼민트(Peppermint)

정신을 맑게 하고 활력을 불어넣습니다.

6. 로즈마리(Rosemary)

집중력과 기억력이 필요할 때 효과적입니다.

활용법

- 언제?
  - 스트레스와 피로로 마음이 무겁고, 업무도 손에 잡히지 않을 때.
- 어떻게 사용하면 좋을까?
  - 디퓨저: 라벤더, 베르가못, 샌달우드 오일 중 마음에 드는 오일을 골라 총 3방울 떨어뜨리기 → 낮 시간, 조용한 공간에서
  - 손바닥 흡입: 오일 1방울로 깊게 3회 호흡

- 롤온 마사지: 캐리어 오일에 희석한 오일을 손목, 관자놀이, 목 뒤에 바르고 손으로 부드럽게 문지르세요
- 명상+호흡: 샌달우드, 라벤더, 클라리세이지 중 마음에 드는 오일 한 가지 또는 이들을 블렌딩한 오일을 손목이나 손바닥에 1방울 → 향기 맡으며 2~3분 호흡이나 명상
• 주의 사항
- 민감 피부 직접 사용 금지
- 너무 강한 향은 눈에 자극을 주거나 두통 유발 가능하니 은은하게 사용하세요

번아웃 증후군이 몰려오는 순간, 향기는 내 마음을 다시 숨 쉴 수 있게 해주는 작은 쉼표가 되어줍니다. 오늘 하루도 향기와 함께, 내 마음을 따뜻하게 돌보는 시간을 가져보세요. 작은 변화가 나를 조금 더 가볍게 만들어줄 거예요.

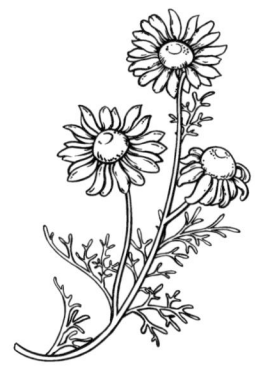

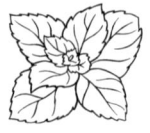

머리가 아파서
견딜 수 없을 때

머리가 띵 울리고, 관자놀이가 지끈지끈 욱신거릴 때 있으시죠? 때론 갑작스레 눈썹 위가 조이듯 아파지고, 머릿속에 안개가 낀 것처럼 멍해지기도 합니다.

두통은 일상에서 누구나 겪을 수 있는 불청객입니다. 스트레스, 피로, 긴장, 날씨 변화, 심지어는 잘못된 자세까지도 머리의 무거움과 통증을 유발하죠. 특히 업무 중이나 중요한 일을 앞두고 두통이 찾아오면, 아무리 참고 싶어도 집중이 안 되고, 하루가 고통스럽게 느껴질 수 있습니다. 이럴 때, 식물에서 추출한 천연 에센셜 오일은 향기만이 아니라 실제로 두통을 완화하고 마음마저 진정시켜주는 자연의 처방전이 되어줍니다.

1. 블렌드 오일 '패스트탠스'(PastTense)

윈터그린, 라벤더, 프랑킨센스, 로만 캐모마일, 페퍼민트, 바질, 로

　스트레스? 향기로 날려!

즈마리 등 여러 가지 에센셜 오일이 균형 있게 배합된, 긴장 완화를 위한 블렌드 오일입니다.

2. 페퍼민트(Peppermint)

멘톨 성분이 통증 신경을 자극해 두통 부위를 시원하게 하고, 긴장성 두통에 효과적입니다.

3. 라벤더(Lavender)

스트레스, 불안, 수면 부족 등으로 인한 두통과 편두통 완화에 탁월합니다.

4. 로즈마리(Rosemary)

항염증 및 진통 효과가 있어 근육 긴장이나 스트레스성 두통에 도움이 됩니다.

5. 유칼립투스(Eucalyptus)

부비동(코막힘, 축농증) 관련 두통에 효과적입니다. 코막힘이나 부비동 압박으로 인한 두통이 있을 때 추천합니다.

6. 캐모마일(Chamomile)

근육 이완, 불안 완화, 긴장성 두통에 효과적입니다. 임신 중에는 사용을 피해야 하니 주의하세요.

활용법

- 언제?
- 머리가 아프고, 관자놀이, 이마가 욱신거릴 때.
- 어떻게 사용하면 좋을까?
- 블렌드 오일 '패스트탠스': 희석해서 관자놀이, 목뒤에 바르고 천천히 마사지
- 페퍼민트 오일: 캐리어 오일에 1방울 섞어 관자놀이, 이마에 마사지 + 깊게 호흡
- 디퓨저/흡입: 디퓨저에 3방울, 또는 손바닥 흡입법
- 증기 흡입: 따뜻한 물 컵에 유칼립투스나 페퍼민트 1방울 → 얼굴을 컵 위로 가까이 하고 수건을 머리와 컵을 덮도록 씌운 후, 반드시 눈을 감고 3~5분간 깊게 호흡하기 (눈을 뜨면 자극으로 인해 따가움을 느낄 수 있습니다)
- 주의 사항
- 임신 초기엔 에센셜 오일 사용 주의

- 오일 원액이 눈가나 입가에 묻지 않게 주의
- 가벼운 통증에는 도움이 될 수 있지만, 증상이 지속되거나 심해질 경우에는 반드시 의사와 상담하세요

머리가 아파서 견딜 수 없을 때, 향기는 내 하루에 작은 평화와 쉼표를 선물해 줍니다. 자연의 힘으로 머리와 마음을 함께 다독여보세요. 짧은 향기의 순간이, 버겁던 하루를 한결 가볍게 만들어줄 수 있습니다.

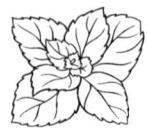

잠은 자야 하는데
머릿속이 시끄러울 때

하루를 마치고 침대에 누웠지만, 머릿속은 여전히 분주하게 돌아가고 생각이 꼬리에 꼬리를 물고 이어집니다. 걱정, 불안, 미뤄둔 일, 지나간 대화까지… 아무리 눈을 감아도 좀처럼 잠이 오지 않고, 오히려 피로감만 더해질 때가 있지요.

이럴 때 에센셜 오일의 부드러운 향기는 내 마음에 조용히 스며들어, 복잡한 생각을 잠재우고 깊은 숙면으로 이끌어주는 도우미가 되어줍니다.

1. 블렌드 오일 '세레니티'(Serenity)

라벤더, 마조람, 로만 캐모마일, 일랑일랑 등 이완과 진정 효과가 뛰어난 오일들을 조화롭게 블렌딩한 수면 블렌드입니다.

2. 라벤더(Lavender)

스트레스? 향기로 날려!

가장 널리 알려진 수면 보조 에센셜 오일로, 신경을 안정시키고 스트레스와 불안을 완화해 머릿속이 복잡할 때 진정 효과를 줍니다. 심박수, 체온, 혈압을 안정시켜 깊은 수면을 유도합니다.

3. 캐모마일(Chamomile)

따뜻하고 달콤한 플로럴 향이 특징으로, 불안과 긴장, 감정적 동요로 인한 과도한 생각을 진정시키는 데 탁월합니다. 밤에 걱정이 많거나 예민할 때 사용하면 마음이 차분해집니다.

4. 프랑킨센스(Frankincense)

명상에 자주 쓰이며, 머릿속을 맑게 하고 과도한 생각을 정리하는 데 도움을 줍니다. 스트레스와 불안을 완화해 숙면을 유도합니다.

5. 샌달우드(Sandalwood)

달콤하고 깊은 우디 향이 감정의 균형을 잡아주고, 머릿속의 잡념을 잠재우는 데 효과적입니다.

6. 클라리 세이지(Clary Sage), 시더우드(Cedarwood)

코르티솔(스트레스 호르몬) 수치를 낮추고, 불안과 긴장, 감정적

동요를 완화해 머릿속을 조용하게 만듭니다.

활용법

- 언제?
- 침대에 누웠는데, 불안한 생각이 잠을 방해할 때.
- 어떻게 사용하면 좋을까?
- 디퓨저: 잠자기 30~60분 전에 '세레니티' 블렌드 3방울 → 침실에 확산
- 마사지: 캐리어 오일에 블렌드나 라벤더 등 1~2방울 섞어 손목, 관자놀이, 목뒤, 발바닥에 부드럽게 마사지 → 심호흡
- 베개 스프레이: 물 100ml + 오일 2방울 섞어 베개에 스프레이
- 손바닥 흡입: 오일 1방울로 깊게 3회 호흡
- 주의 사항
- 스프레이는 침구 얼룩 조심
- 사용 직후엔 환기
- 수면제가 아닌 보조수단으로 활용하세요

잠은 자야 하는데 머릿속이 시끄러울 때, 향기는 내 마음을 조용히 어루만져주는 가장 자연스러운 처방전입니다. 깊은 밤, 복잡한

생각과 불안을 잠재우고 당신을 평온한 잠으로 이끌어줄 든든한 동반자가 되어줄 거예요. 오늘 밤, 향기와 함께 조용하고 깊은 휴식을 경험해 보세요.

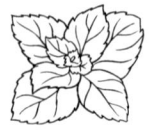

인간관계에 지쳤을 때
필요한 향기

살다 보면 인간관계에서 오는 피로와 감정 소진은 누구에게나 찾아옵니다. 가족, 친구, 동료, 사회 속에서 부딪히는 갈등과 오해, 반복되는 기대와 실망, 때로는 말 한마디에 하루가 무너질 때도 있지요. 그럴 땐 잠시 멈추고, 나를 위한 작은 쉼표를 선물해야 합니다. 향기는 그런 순간, 내 마음을 조용히 감싸안고 다시 일어설 힘을 건네는 따뜻한 위로가 되어줍니다.

1. 로즈(Rose)

사랑과 감정 치유의 상징. 로즈 오일은 상처받은 마음을 부드럽게 어루만지며 자기애와 자존감을 회복하는 데 도움을 줍니다. 관계에 지쳐 마음이 다쳤을 때, 스스로를 따뜻하게 안아주는 향입니다.

2. 제라늄(Geranium)

'감정의 조화'라는 별명을 가진 오일. 감정 기복이 심하거나 흔들릴 때 마음의 균형을 회복시켜 줍니다. 인간관계에서 오는 정서적 소진을 진정시키고, 안정감을 찾아줍니다.

3. 라벤더(Lavender)

심신의 이완과 휴식을 도와주는 대표 오일. 마음의 긴장을 풀어주고, 지친 감정에 부드러운 쉼을 선사합니다. 스트레스와 불안으로 마음이 무거울 때, 라벤더 향이 따스한 안정을 전해줍니다.

4. 프랑킨센스(Frankincense)

마음을 맑게 하고, 복잡한 생각을 정리해 주는 명상의 향. 내면을 돌아보고 싶은 순간, 고요한 평화를 전해주는 오일입니다. 자기 성찰의 시간에 함께하면 더욱 깊은 안정감을 느낄 수 있어요.

5. 일랑일랑(YlangYlang)

달콤하고 풍성한 꽃향기가 특징인 오일. 기분이 가라앉거나 자존감이 낮아졌을 때 마음을 부드럽게 감싸주고, 감정의 온기를 되찾게 도와줍니다. 위축된 마음에 생기를 불어넣는 향이에요.

6. 베르가못(Bergamot)

상큼한 시트러스 향으로 마음을 환기시키고, 우울한 감정을 밝게 전환시켜주는 오일. 답답한 하루에 상쾌한 한 줄기 바람처럼 기분을 환기시켜줍니다.

7. 샌달우드(Sandalwood)

깊고 차분한 우디 향이 중심을 잡아주는 향. 감정의 소용돌이 속에서 흔들리는 마음을 진정시키고, 내면의 힘을 북돋아 줍니다. 자신을 다시 붙잡고 싶은 순간에 적합한 오일입니다.

활용법

- 언제?
- 사람 사이 감정 소진이 느껴질 때, 위로가 필요할 때.
- 어떻게 사용하면 좋을까?
- 디퓨저: 로즈, 제라늄, 샌달우드 블렌드 3방울 → 집이나 휴식 공간에
- 마사지: 캐리어오일에 블렌드 오일을 1~2방울 섞어 손목, 목뒤에 부드럽게 바르면서 심호흡
- 손바닥 흡입: 오일 1방울로 깊은 호흡

- 추천 블렌딩:

  로즈+제라늄+라벤더 (위로 & 치유)

  프랑킨센스+샌달우드 (내면평화 & 명상)

  베르가못+일랑일랑 (기분전환 & 활력)

• 주의 사항

- 너무 강한 향은 자극 유발 가능하니 은은하게

- 공간 환기 필수

향기는 당신의 마음을 따뜻하게 감싸주고, 다시 일어설 힘을 선물해 줄 것입니다. 오늘 하루, 향기로 나를 위로하는 시간을 가져보세요. 작은 향기 한 방울이 내 마음을 다시 일으키는 시작이 될 수 있습니다.

4장

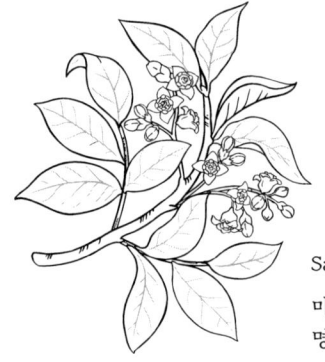

Sandalwood(샌달우드)

마음을 차분하게 가라앉히고, 내면의 평화와
명상에 도움을 준다.

향기 전문가가 답해주는
Q&A

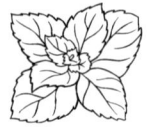

아로마테라피,
정말 효과가 있을까?

아로마테라피는 그저 좋은 향을 즐기는 취미를 넘어, 우리의 몸과 마음에 실제로 긍정적인 변화를 가져다줄 수 있는 강력한 자연의 도구입니다. 누구나 한 번쯤은 "정말 향기만으로 기분이나 건강이 달라질 수 있을까?"라는 의문을 품은 적이 있으실 겁니다. 특히 요즘처럼 다양한 방향제, 향수, 캔들이 넘쳐나는 시대에는 아로마테라피가 단순한 트렌드나 기분 전환용으로 여겨지기 쉬운데요. 사실 아로마테라피의 진짜 힘은 감각적 즐거움에만 머무르지 않습니다.

향기는 후각을 통해 뇌와 신경계, 심지어 호르몬 시스템까지 직접적으로 자극합니다. 이를 통해 몸과 마음의 균형을 회복시키는 데 강력한 영향을 미칠 수 있습니다.

수천 년 전부터 전해 내려온 향기 치유의 지혜가, 이제는 현대 과학의 언어로 하나둘씩 해석되며 그 효과가 객관적으로 입증되고 있습니다. 이 장에서는 "정말 효과가 있을까?"라는 궁금증에 대한 해답을 함께 찾아보려 합니다.

우선, 에센셜 오일이 합성향이나 방향제와 무엇이 다른지 그 과학적 원리를 살펴보겠습니다. 또한 시중에 유통되는 다양한 오일 중에서 진짜 에센셜 오일을 고르는 방법, 그리고 아로마테라피를 보다 안전하고 효과적으로 즐기기 위한 필수 팁까지 꼼꼼히 안내드릴게요.

향기의 원리를 이해하고, 내 몸과 마음에 맞는 향을 올바르게 선택할 수 있다면 아로마테라피는 당신의 일상에 가장 자연스럽고 든든한 '셀프케어' 도구가 되어줄 것입니다.

2장에서 말씀드렸듯, 저 역시 처음에는 기대감이 거의 없었습니다. "향기만으로 정말 변화가 있을까?" 하는 의구심이 들었고, 그런 말들을 선뜻 믿기 어려웠죠. 하지만 이제는 확신합니다. 아로마테라피는 분명히 효과가 있고, 올바르게 사용한다면 당신의 삶에도 의미 있는 변화를 선물해 줄 수 있습니다.

이제부터는 제가 국제 아로마테라피스트가 되기까지의 경험과 함께, 향기가 우리 몸과 마음에 어떻게 작용하는지를 과학적으로 하나씩 풀어보겠습니다. 당신도 향기를 통해, 일상의 작은 변화부터 시작해 보세요.

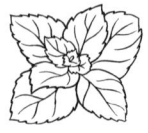

국제아로마테라피스트가
되기까지의 여정

본격적으로 아로마테라피를 공부하기 시작했을 때, 이 분야가 생각보다 훨씬 방대하고 깊은 학문이라는 사실을 깨달았습니다. 프랑스, 벨기에, 미국의 아로마테라피 과정을 공부하면서 정말 다양한 지식을 접하게 되었고, 처음에는 낯선 화학 용어와 낯설게만 느껴지던 수십 종류의 오일 성분명을 외우는 것이 무척 버거웠습니다. 라틴어 학명을 익히며 식물의 기원과 특성을 살펴보고(예: 라벤더의 학명 Lavandula angustifolia의 'angustifolia'는 '좁은 잎'을 뜻합니다), 각 오일의 금기 사항까지 꼼꼼히 배우는 과정은 전혀 쉽지 않았죠.

하지만 이 험난한 여정을 버틸 수 있었던 건, 그 배움의 끝에 늘 '인간을 향한 치유'라는 목표가 있었기 때문입니다.

스트레스로 눈물이 터지던 날에도, 어댑티브 블렌딩 오일의 부드러운 향이 조용히 저를 다독여 주었습니다. 그 향을 들이마시는 순

스트레스? 향기로 날려!

간, 가슴 깊이 묻어두었던 '내가 살아 있는 이유'가 또렷이 떠올랐던 기억이 아직도 생생합니다.

그렇게 노력한 끝에 저는 프랑스, 벨기에, 미국의 국제 아로마테라피스트 자격을 취득했고, 현재 아로마테라피스트이자 강사로 활동하고 있습니다. 특히 2024년 강원 동계 청소년 올림픽에는 국내에서 유일하게 국제 자격을 갖춘 아로마테라피스트로 초청받아 참여할 수 있었고, 개인적으로도 매우 뜻깊은 경험이었습니다. 그 현장에서 저는 향기가 사람들에게 줄 수 있는 위로와 회복의 힘을 다시 한번 깊이 체감할 수 있었습니다.

그 현장에서 저는 단순히 향을 다루는 전문가나 강사가 아닌, '향기를 통해 사람들의 감정과 컨디션을 보듬고, 마음을 위로하는 사람'이라는 저만의 철학이 더욱 분명해졌습니다. 향기라는 보이지 않는 힘이 지닌 가능성과, 그 힘을 사람들의 회복과 정서적 안정에 연결하는 일이 얼마나 소중한 일인지 다시금 깨닫게 되었죠. 그 경험은 제게 이 길을 계속 걸어가야 하는 이유를 선명히 각인시켜 주었습니다. 이후 저는 향기의 세계가 생각보다 훨씬 더 넓고 깊다는 사실을 체감하며, 천연 에센셜 오일의 탁월한 효과를 직접 경험해왔습니다.

자연스럽게 더 깊이 있는 이해를 쌓고자 조향 분야로도 공부를 확장하게 되었고, 이 모든 과정의 중심에는 항상 같은 목표가 있었습니다. 보다 정확하고 신뢰할 수 있는 정보를 전하고, 향기를 통해 더 많은 이들에게 다정한 위로와 변화를 전하고 싶다는 바람이었죠. 이 책 역시 그런 바람 속에서 탄생하게 되었습니다.

돌아보면, 제 삶의 모든 경험들이 아로마테라피스트로 성장하는 데에 든든한 밑거름이 되어주었습니다. 교정·편집자로 일하며 길러진 꼼꼼함은 복잡한 아로마 문헌을 해석하는 데 도움이 되었고, 콜센터 상담사로서의 경험은 내담자의 감정을 읽어내는 공감력으로 이어졌습니다. 또 취미와 디지털 강사로 활동한 시간은 체계적인 강의 구성 능력으로 고스란히 연결되었죠. 모든 조각이 하나의 퍼즐처럼 맞아떨어져 지금의 저를 만들었습니다.

아로마테라피를 처음 접했거나, 이미 사용 중이더라도 다양한 궁금증이 생기기 마련입니다. "향기가 정말 몸과 마음을 바꿀 수 있을까?", "나에게 맞는 오일은 무엇일까?" 이처럼 많은 분들이 비슷한 질문을 주시곤 합니다.

그래서 이번에는 향기가 단순한 기분 전환이 아닌, 몸과 마음의 균형을 회복시키는 데 어떤 과학적 근거가 있는지 함께 살펴보려 합니다. 또한, 시중에 넘쳐나는 오일들 중에서 진짜 에센셜 오일을 고르는 법, 그리고 아로마테라피를 안전하고 효과적으로 즐기기 위한 실용적인 팁까지 아낌없이 담았습니다. 향기를 처음 접할 때 느끼는 막연한 궁금증과 어려움들이 조금씩 풀려나가길 바랍니다.

당신이 향기를 통해 조금 더 단단해지고, 하루하루를 따뜻하게 채워갈 수 있도록 이 페이지들이 조용한 동반자가 되어주길 바랍니다.

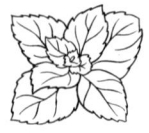

합성향과 에센셜 오일,
뭐가 다를까요?

"같은 향의 방향제나 향수를 써도 에센셜 오일과 같은 효과가 있나요?"

"비싼 향수를 써도 기분 전환이 되는데, 굳이 에센셜 오일을 써야 할 이유가 있나요?"

많은 분이 이렇게 질문하곤 합니다. 결론부터 말씀드리자면, 천연 에센셜 오일과 합성향(프래그런스 오일)은 근본적으로 완전히 다른 물질이며, 건강과 웰빙에 미치는 영향 또한 매우 다릅니다.

1. 기원과 화학적 구성

에센셜 오일은 식물의 꽃, 잎, 줄기, 뿌리, 열매 등에서 증기 증류, 냉압착 등 물리적 방법을 통해 얻은 100% 천연 휘발성 방향 추출물입니다.

예를 들어, 한 방울의 라벤더 오일에는 수백 가지의 천연 화합물

스트레스? 향기로 날려!

이 농축되어 있습니다. 이 성분들은 서로 시너지를 일으켜 신체와 감정에 복합적인 작용을 하지요. 반면, 합성향(프래그런스 오일)은 실험실에서 만들어낸 화학 물질의 조합입니다. 주로 석유계 물질에서 유래하며, 파라벤, 프탈레이트, 합성 머스크 등과 같은 성분이 포함될 수 있습니다. 이들은 자연의 향을 흉내 낼 수는 있지만, 그 복잡성과 생리적 효능까지는 모방하지 못합니다.

2. 효능과 건강에 미치는 영향

에센셜 오일은 각 식물 고유의 활성 성분(테르펜, 에스터, 알데하이드 등)을 함유하고 있어 진정, 활력, 집중력 향상 등 다양한 효과가 과학적으로 입증되어 있습니다. 예를 들어, 라벤더 오일은 불안 완화와 수면의 질 개선, 페퍼민트 오일은 두통 완화와 집중력 향상, 유칼립투스 오일은 호흡기 건강 개선에 효과적인 것으로 여러 연구에서 보고되었습니다. 이러한 효능은 에센셜 오일의 복합적인 성분이 신경전달물질 조절 등 다양한 생리적 경로를 통해 발휘되는 것으로 알려져 있습니다. 반면, 합성향은 주로 향취를 위한 목적으로 사용되며, 피부 자극, 알레르기, 내분비계 교란, 천식 유발 등 건강에 부정적인 영향을 미칠 수 있다는 연구 결과도 있습니다.

3. 안전성 및 환경 영향

안전성 측면에서 에센셜 오일은 국제 가이드라인에 따라 적절히 희석해 사용하면 비교적 안전하며, 피부에 바르거나 흡입 시 대부분 체내에서 대사되어 해로운 잔류물이 남을 위험이 매우 낮습니다. 또한, 생분해성이 높아 환경에 미치는 부담도 적은 편입니다. 반면, 합성향료에 포함된 일부 성분은 체내에 축적되거나 하수처리 과정에서 분해되지 않아 환경오염의 원인이 될 수 있습니다.

4. 지속성, 사용 경험, 가격

에센셜 오일은 향이 시간에 따라 자연스럽게 변화하며 은은히 사라집니다. 소량으로도 충분한 효과를 볼 수 있습니다. 반면, 합성향은 지속성을 위해 인공 성분이 첨가되어 처음에는 강하게 느껴지지만, 시간이 지나면 잔향이 불쾌하게 남을 수 있습니다.

5. 진짜 에센셜 오일 고르는 법

시중에는 '에센셜 오일'이라는 이름을 달고 있지만, 실제로는 합성향이 섞인 제품도 많습니다. 따라서 다음 사항을 반드시 확인해야 합니다.

제품 라벨에 식물의 학명, 추출 부위, 추출 방법, 원산지, 그리고

'100% Pure Essential Oil' 표기가 명확히 기재되어 있는지 반드시 확인해야 합니다. 또한 가격이 지나치게 저렴하거나, 플라스틱 용기, 불투명한 라벨, 성분 정보가 모호하게 표시된 제품은 피하는 것이 좋습니다. 신뢰할 수 있는 브랜드를 선택하고, GC-MS(가스 크로마토그래피-질량 분석법) 등의 성분 분석 결과를 투명하게 공개하는 제품인지도 확인하는 것이 안전합니다.

그러나 모든 상황에서 반드시 에센셜 오일만 사용해야 하는 것은 아닙니다. 향수와 에센셜 오일을 상황에 맞게 조화롭게 활용하는 것도 좋은 방법입니다. 향수는 사회적 관계나 외출 시 사용하고, 에센셜 오일은 건강 관리, 감정 조절, 수면 개선 등 웰빙 목적에 집중해 보세요. 무엇보다 중요한 것은, 내 몸과 마음이 진짜로 원하는 향이 무엇인지, 그리고 그 향이 내 삶에 어떤 긍정적인 변화를 불러오는지 스스로 경험하며 선택하는 일입니다.

에센셜 오일은 자연이 준 복합적인 치유의 힘을 담고 있습니다. 합성향이 단순히 향기만을 남긴다면, 에센셜 오일은 몸과 마음, 나아가 환경까지 함께 생각하는 건강한 선택이라는 사실을 기억해 주세요.

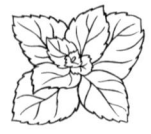

안전하게 즐기는 방법,
꼭 알아야 할 것들

에센셜 오일은 천연 식물에서 추출한 고농축 오일이지만, '천연' 이라는 이유만으로 항상 안전하다고 말할 수는 없습니다. 효과를 제대로 누리고 부작용을 예방하기 위해서는 반드시 다음과 같은 안전 수칙을 지켜야 합니다.

1. 반드시 희석해서 사용하세요

에센셜 오일은 매우 고농축된 물질이기 때문에, 피부에 원액을 직접 바를 경우 자극, 알레르기, 심할 경우 화학적 화상을 유발할 수 있습니다. 일반적으로 캐리어 오일(코코넛, 호호바, 스위트 아몬드 등)에 2~4% 농도로 희석해 사용하는 것이 적당합니다. 성인의 경우 캐리어 오일 10ml당 에센셜 오일 4~8방울 정도가 적정량이며, 얼굴이나 민감한 피부에는 더 낮은 농도로 사용해야 합니다. 단, 라벤더, 티트리처럼 일부 오일은 피부에 원액 사용이 가능한 경우도 있습니다. 그러나 개인의 피부 반응에 따라 다르므로 처음에는 반드시 소량으로 패치 테스트를 진행하고, 전문가의 조언을 참고하는 것이 안전합니다. 특히 감귤류 오일은 햇빛에 반응해 피부 트러블을 일으킬 수 있으므로, 낮에 외출 전에는 피부에 직접 바르는 사용은 피하는 것이 좋습니다.

2. 패치 테스트는 필수입니다

새로운 오일을 처음 사용할 때는 반드시 피부 반응을 확인해야 합니다. 에센셜 오일 1, 캐리어 오일 9(10% 희석) 또는 그보다 더 낮은 농도(1~2%)로 희석한 혼합물을 팔 안쪽이나 손목 안쪽에 소량 발라 24~48시간 관찰합니다. 이 기간에 가려움, 발적, 부종, 물집 등의 반응이 나타난다면 해당 오일 사용은 피해야 합니다. 민감성 피부를 가진 분이나 알레르기 병력이 있는 분은 특히 주의가 필요합니다.

3. 먹거나 마시지 마세요

일반적으로 판매되는 에센셜 오일은 섭취용으로 제조된 제품이 아닙니다. 특별한 제조 기준과 인증을 거치지 않은 오일을 먹거나 마시는 것은 위험할 수 있기 때문에, 반드시 주의가 필요합니다. 다만 일부 브랜드에서는 섭취할 수 있는 오일로 허가된 제품도 있습니다. 하지만 이런 제품들도 품질, 농도, 사용 목적에 따라 섬세한 판단이 필요한 만큼, 혼자 결정하기보다는 꼭 전문가와 먼저 상의하시길 권해드려요. 궁금한 점이 있다면 언제든 저에게 물어보셔도 좋습니다.

4. 점막이나 민감한 부위에 사용하지 마세요

에센셜 오일의 원액은 눈, 코, 입, 귀, 생식기, 상처 부위와 같은 점막이나 민감한 부위에 직접 사용해서는 안 됩니다. 만약 실수로 눈에 들어간 경우, 물로 씻지 말고 식물성 캐리어 오일로 부드럽게 닦아낸 뒤 자극이 계속되면 반드시 전문적인 진료를 받으시기를 바랍니다.

5. 임신·수유 중이거나 특정 질환이 있는 경우 주의가 필요합니다

임산부나 수유 중인 여성, 간·신장 질환, 천식, 알레르기 등의 만성 질환이 있는 분들은 사용 전 반드시 전문가와 상담해야 합니다. 예를 들어, 클라리세이지, 로즈마리, 유칼립투스 등의 오일은 임신 중 피해야 하는 오일로 분류됩니다. 어린이와 노인의 경우도 연령과 건강 상태에 따라 사용량과 종류를 신중히 선택해야 합니다.

6. 영유아와 어린이 사용 시 각별히 주의하세요

생후 3개월 미만의 영아는 에센셜 오일 사용을 피해야 하며, 3개월부터 2세까지는 라벤더, 캐모마일, 만다린과 같은 순한 오일만 아주 낮은 농도로 디퓨저에 사용하는 것이 적절합니다. 피부 도포는 하지 않는 것이 안전합니다. 2세에서 6세 사이는 디퓨저에 오일 2~3방울 정도, 피부에는 0.5% 이하 농도로 희석해 사용하고, 페퍼민트나 로즈마리, 유칼립투스 등 강한 오일은 피하는 것이 좋습니다. 6세 이상 어린이는 1% 이하의 농도로 피부에 사용할 수 있으며, 디퓨저 사용도 소량으로 제한해야 합니다. 사용 중 아이가 불편해하거나 이상 반응을 보일 경우 즉시 사용을 중단하고 충분히 환기해 주세요.

7. 아이가 있는 집에서는 더욱 신중하게 사용하세요

디퓨저를 사용할 때는 환기가 잘 되는지 확인하고, 아이가 잠든 후에는 반드시 전원을 끄거나 타이머 기능을 설정해야 합니다. 호흡기 질환이나 천식이 있는 아이는 특히 조심해야 하며, 전문가의 상담 후 사용하는 것이 좋습니다. 아이에게 도움이 되는 향기로는, 수면을 유도하는 라벤더를 티슈에 한 방울 떨어뜨려 베개 근처에 두거나, 만다린, 스위트 오렌지를 1~2방울 정도 디퓨저에 사용해 감정 안정을 유도하는 방법이 있습니다. 12세 이상이라면 로즈마리 오일을 소량으로 사용해 집중력 향상에 도움을 줄 수도 있습니다.

8. 보관법도 중요합니다

에센셜 오일은 직사광선, 고온, 공기와의 접촉에 취약하므로 서늘하고 어두운 장소에 보관해야 하며, 반드시 어두운 유리 용기에 담아 뚜껑을 단단히 닫아두어야 합니다. 개봉 후 1년 이내 사용을 권장하며, 특히 시트러스 계열 오일은 개봉 후 6개월 내에 사용하는 것이 가장 안전합니다.

에센셜 오일은 적절하게 사용하면 몸과 마음 모두에 큰 힘이 되어줄 수 있는 자연의 선물입니다. 하지만 잘못 사용하면 부작용을 초래할 수도 있다는 사실을 반드시 기억하세요. 희석과 패치 테스트, 연령과 건강 상태에 맞는 사용, 올바른 보관까지 기본적인 안전 수칙을 지키는 것이 무엇보다 중요합니다. 이러한 원칙을 잘 지켜나갈 때, 아로마테라피는 삶에 진정한 위로와 치유를 선사할 수 있습니다.

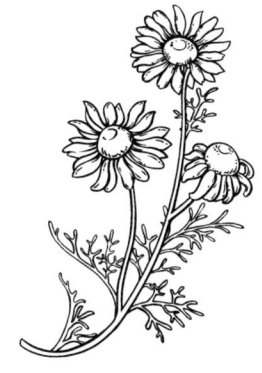

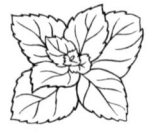

"에센셜 오일,
정말로 기분이 나아질까요?"

아로마테라피를 처음 접하는 분들이 자주 던지는 질문 중 하나가 바로 "에센셜 오일을 맡는 것만으로 정말 기분이 좋아질까요? 플라시보 효과 아닌가요?"라는 의문입니다. 이 질문은 단순한 호기심에서 비롯된 것이 아니라, 향기가 감정과 신체에 미치는 영향을 과학적으로 알고 싶어 하는 진지한 관심에서 비롯된 것이지요.

실제로 향기가 기분에 영향을 준다는 사실에는 어느 정도 심리적인 요소, 즉 플라시보 효과가 작용하는 것도 사실입니다. 좋은 향기를 맡으면 '기분이 좋아질 거야'라는 기대감이 무의식적으로 작동하고, 그에 따라 실제로 긍정적인 감정 변화가 일어나는 경우가 많습니다.

물론 모든 사람에게 똑같은 효과가 나타나는 것은 아닙니다. 개인의 체질, 심리 상태, 호르몬의 균형, 과거의 향기와 연결된 기억 등여러 요소에 따라 향기에 대한 반응은 달라질 수 있습니다. 그렇기

스트레스? 향기로 날려!

때문에 아로마테라피에서는 "나에게 맞는 오일을 찾는 과정"이 매우 중요하다고 강조합니다.

저 역시 과거에는 향수를 즐겨 쓰곤 했습니다. 하지만 어느 순간부터 인위적인 향 때문에 머리가 지끈거리고, 기분도 불편해지더군요. 그때는 단순히 "나는 향을 좋아하지 않아"라고 생각하며, 향기 자체를 멀리하기도 했습니다. 그러나 아로마테라피를 본격적으로 공부하면서, 왜 그런 반응이 나타났는지를 비로소 이해할 수 있었습니다.

에센셜 오일의 효과를 가장 잘 느끼는 방법은 일정 기간 꾸준히 사용해보는 것입니다. 예를 들어, 일주일 정도 매일 같은 시간에 같은 오일(예: 라벤더, 레몬, 감정 블렌딩 오일 등)을 사용하면서, 사용 전후의 감정 상태를 간단히 기록해보는 거죠. "오늘은 피곤해서 향이 더 깊이 느껴진다", "짜증이 날 때는 이 향이 부담스럽게 다가온다", "향을 맡고 나니 대화가 조금 더 부드러워졌다" 등, 내 몸과 마음의 변화를 스스로 관찰하는 것만으로도 이미 자기 돌봄의 시작이 됩니다.

저는 바쁜 날에는 미리 만들어둔 롤온 오일을 손목에 바르고, 틈틈이 향을 맡으며 컨디션을 조절하곤 했습니다. 특히 여섯 가지 이모셔널 블렌딩 오일이나 네 가지 무드 블렌딩 오일을 활용했는데,

이 향을 매일 맡으며 하루의 상태를 점검하고 생활 패턴을 조절하다 보니 감정의 흐름을 더 명확히 이해하게 되었고, 불필요한 감정 소모를 줄일 수 있었습니다.

에센셜 오일의 효과는 플라시보에만 기대는 것이 아닙니다. 향기는 실제로 우리의 신경계, 호르몬, 감정 시스템에 작용하며, 꾸준한 사용과 자기 관찰을 통해 그 변화를 분명히 체감할 수 있습니다. 핵심은, 내 몸과 마음의 반응에 귀 기울이고, 나에게 진짜 잘 맞는 향기를 찾아가는 과정입니다.

아로마테라피는 일시적인 기분 전환을 넘어, 감정과 건강을 돌보는 실용적이고 과학적인 셀프케어 도구입니다. 저 역시 이 여정을 통해 그 확신을 얻게 되었고, 당신도 향기의 힘을 믿고 자신만의 아로마 루틴을 만들어 가보시길 권합니다. 아주 작은 변화가 생각보다 큰 위로와 힘이 되어줄 수 있습니다.

스트레스? 향기로 날려!

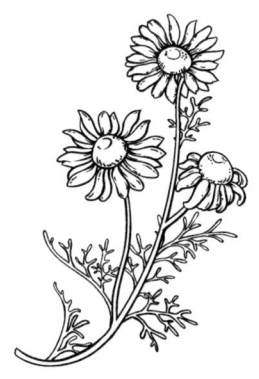

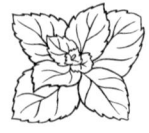

"비싼 오일,
정말 살 가치가 있나요?"

"이 작은 병 하나가 몇십만 원이라고요?"

처음 로즈 오일의 가격을 들었을 때, 제 머릿속에도 가장 먼저 떠오른 생각이었습니다. 고작 5ml짜리 작은 유리병 하나가 몇십만 원이라니, 아무리 '천연'이고 '명품 오일'이라고 해도 선뜻 지갑을 열기가 쉽지 않죠.

아로마테라피를 처음 접하는 분들이 많이 망설이는 이유 중 하나가 바로 이 에센셜 오일의 가격입니다. 특히 장미, 네롤리, 재스민처럼 생산량이 적고 추출 과정이 까다로운 오일은 수십만 원대에 이르는 경우도 있어, '정말 이 작은 병에 그렇게 많은 돈을 지불할 가치가 있을까?'라는 의문이 드는 것도 무리는 아닙니다.

하지만, 이 장에서는 그 질문에 대해 좀 더 깊이 있는 이야기를 나눠보려 합니다. 과연 비싼 오일에는 어떤 가치가 숨어 있는지, 고가의 오일과 저가 오일의 차이는 단지 브랜드와 희소성 때문인지, 그

스트레스? 향기로 날려!

리고 그 가격이 정말 우리의 몸과 마음에 어떤 차이를 만들어내는 지 하나하나 살펴보겠습니다.

저 역시 아로마테라피를 공부하기 전에는 가격 때문에 망설였던 경험이 있습니다. 하지만 공부하고, 직접 사용해 보고, 다양한 내담 자들과의 상담을 통해 실제 효과를 경험하면서 에센셜 오일의 가치 는 가격 그 이상임을 확신하게 되었습니다.

고품질 에센셜 오일, 특히 로즈 오일은 단순히 '장미 향'으로 느껴 지는 하나의 향기만을 담고 있는 것이 아닙니다. 처음 맡을 때 느껴 지는 화사하고 달콤한 향기, 이어지는 은은하고 따뜻한 느낌, 그리 고 마지막에 남는 깊고 묵직한 잔향까지 시간에 따라 향이 단계적 으로 변화하며 여러 감정과 감각을 자극하는 복합적인 향의 구조 로 되어 있습니다. 이처럼 하나의 오일 안에 다양한 층위의 향이 조 화롭게 어우러지는 것을 '향기 프로필'이라고 부르며, 이는 단순한 '좋은 냄새' 이상으로 우리의 감정과 몸에 섬세하게 작용합니다.

로즈 오일 한 방울에는 300가지 이상의 천연 화학 성분이 담겨 있 어, 시간의 흐름에 따라 달콤함, 신선함, 우아함, 황홀함 등 다층적인 향기 변화를 경험할 수 있습니다. 향수 조향 분야에서는 "조향은 장 미로 시작해 장미로 끝난다"는 말이 있을 정도로, 장미 향은 향기의 세계에서 가장 높이 평가받는 예술적 기준이기도 하죠. 단순히 '좋은 냄새'가 아니라, 감정과 감각을 섬세하게 자극하는 향기 프로필은 고품질 에센셜 오일에서만 느낄 수 있는 특별함입니다.

고가 오일은 단순히 향기만 좋은 것이 아닙니다. 더 넓고 깊은 치료적 효능을 함께 지니고 있기 때문입니다. 예를 들어 로즈 오일은 강력한 항우울·항불안 효과, 호르몬 균형 조절, 생리통 완화, 정서적 안정 등 다양한 효능이 임상적으로 보고되고 있습니다. 저 역시 PMS(월경전증후군)가 심할 때 순수 로즈 오일을 호호바 오일에 1% 농도로 희석해 복부에 마사지했더니 증상이 현저히 개선되는 경험을 했습니다. 이렇게 고가 오일은 피상적인 기분 전환을 넘어 신체와 감정의 균형을 회복하는 데 실질적인 도움을 줍니다.

또한 고가 오일은 극소량만으로도 충분한 효과를 볼 수 있어 경제적입니다. 로즈 오일의 경우 1~2방울만 사용해도 충분하며, 블렌딩 시에도 다른 오일의 1/3~1/4 분량만 넣어도 깊은 향과 효과를 느낄 수 있습니다. 5ml 한 병에는 약 100방울이 들어 있어, 매일 한 방울만 사용해도 3~4개월, 주 2~3회 사용하면 6개월 이상 사용할 수 있습니다. 하루 커피 한 잔 값으로 내 몸과 마음을 위한 프리미엄 셀프케어를 누릴 수 있다면, 충분히 가치 있는 투자 아닐까요?

이처럼 고가 오일이 비싼 데는 분명한 이유가 있습니다. 예컨대 고품질 로즈 오일 5ml를 만들기 위해선 약 10~15kg

(10,000~15,000송이)의 장미 꽃잎이 필요합니다. 이 꽃잎들은 향기 성분이 가장 풍부한 새벽, 해가 뜨기 전에 하나하나 손으로 수확되어야 하지요. 수증기 증류, 냉압착 등 정밀한 추출 공정을 거치는 과정까지 모두 시간과 고도의 전문성이 요구됩니다. 특히 로즈 오일은 수증기 증류법을 통해 오랜 시간 정밀 추출해야 하므로 생산 단가가 높을 수밖에 없습니다.

고품질 에센셜 오일은 원료 선정·추출·성분 분석·포장까지 엄격한 품질 관리 과정을 거칩니다. GC-MS(가스 크로마토그래피-질량 분석)와 같은 첨단 분석법으로 성분이 검증되고, 유기농 인증과 제3자 품질 인증까지 받아야 고가 오일로서 신뢰를 얻습니다. 이런 모든 과정이 비용으로 반영되기에, 그만큼 품질과 안전성에 대한 신뢰를 보장받을 수 있습니다.

물론 로즈 오일이나 재스민처럼 고가 오일만이 아로마테라피의 전부는 아닙니다. 레몬, 오렌지, 라벤더, 페퍼민트처럼 상대적으로 저렴하고 접근성 좋은 오일들로도 충분히 다양한 효과를 누릴 수 있습니다. 중요한 건 내 목적과 예산, 상황에 맞는 향과 효능을 선택하는 것입니다. 특정 브랜드나 고가 제품만이 좋은 것은 아니며, 나에게 맞는 오일을 주체적으로 선택해 경험하며 확장해 나가는 것이 가장 건전한 접근 방식입니다.

결국, 고가 에센셜 오일은 복합적인 향기 구조, 치료적 효능, 경제성, 엄격한 생산 신뢰성을 모두 담고 있습니다. 하지만 모든 사람에게 반드시 필요한 것은 아닙니다. 자신의 필요와 예산, 라이프스타일에 맞게 현명하게 고르는 것이 중요합니다. 에센셜 오일의 진정한 가치는, 내 몸과 마음이 보내는 신호에 귀 기울이며 나만의 향기 루틴을 만들어가는 과정에서 발견되는 법입니다.

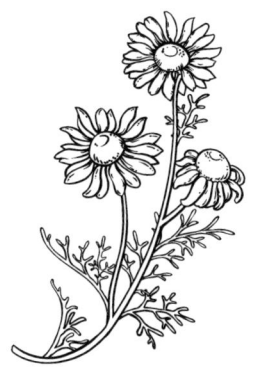

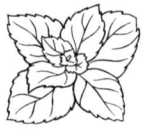

아로마 입문자를 위한
추천 오일 3선

아로마테라피를 처음 접하는 분들이 가장 많이 묻는 말 중 하나는 "집에 한두 가지 오일만 둔다면 어떤 오일이 좋을까요?"입니다. 에센셜 오일의 종류는 수백 가지가 넘지만, 일상에서 가장 다양하게 활용할 수 있고 누구나 쉽게 접근할 수 있는 오일이 있습니다. 바로 라벤더, 프랑킨센스(유향), 그리고 오렌지 오일입니다.

1. 오일의 어머니, 라벤더

라벤더 오일은 '오일의 어머니'라고 불릴 만큼, 다용도이면서도 순한 오일입니다. 진정, 소독, 상처 치유, 불면 완화, 스트레스 해소, 피부 트러블 진정, 벌레 물림, 근육 이완, 두통 완화 등 다양한 상황에 도움이 되지요.

마치 어릴 적, 몸이 아프거나 마음이 힘들 때마다 엄마를 찾았던 것처럼, 라벤더 오일은 일상 속 여러 불편함을 다정하게 다독여주는 '해결사' 같은 존재입니다.

특히 라벤더는 감정적으로도, 신체적으로도 진정 효과가 뛰어납니다. 열, 화상, 염증, 근육통, 두통, 불안, 불면, 피부 트러블 등 여러 증상에 두루 사용할 수 있으며, 자극이 적어 피부에 소량의 원액으로도 사용할 수 있을 만큼 순한 편입니다. 예를 들어 벌레에게 물린 부위나 작은 상처, 갑작스러운 피부 트러블이 올라왔을 때, 라벤더 오일 한 방울을 면봉에 묻혀 직접 발라주면 진정에 도움이 됩니다.

단, 피부에 직접 사용할 땐 반드시 먼저 패치 테스트를 통해 알레르기 반응이나 자극 여부를 확인하는 것이 좋습니다. 누구에게나 안전한 오일은 없기 때문입니다.

라벤더 오일은 집에 상비약처럼 두고, 필요할 때마다 다양하게 활용하기 좋은 '기본 오일'입니다. 단, 시중에는 인공 향이 섞인 라벤더 제품도 많기 때문에, 반드시 품질이 검증된 순수 에센셜 오일인지 확인하고 선택하세요.

2. 오일의 아버지, 프랑킨센스(유향)

프랑킨센스 오일은 '오일의 아버지', 혹은 '오일의 왕'으로 불릴 만큼 오랜 역사와 깊은 상징성을 지닌 오일입니다. 성경 속 동방박

사들이 아기 예수께 드린 선물 중 하나로도 잘 알려졌지요.

프랑킨센스는 스트레스 완화, 명상, 피부 재생, 주름 개선, 면역력 강화, 자궁 강장 등 다양한 효능으로 사랑받는 '만능 오일'입니다. 고대 이집트에서는 향과 피부 미용제로, 중세 유럽에서는 종교의식과 치유제로 널리 사용되었고, 현대에는 명상과 감정 안정, 피부 관리에 두루 활용됩니다.

3. 상쾌함과 안정감을 주는 대표 오일, 오렌지

오렌지 오일은 달콤하고 상큼한 감귤류 특유의 향으로 사랑받는 오일입니다. 주로 오렌지 껍질을 냉압착해 추출하며, 기분 전환, 스트레스 완화, 소화 촉진, 면역력 강화, 공기 정화 등 다양한 용도로 활용됩니다.

특히 오렌지 오일은 부드러운 향으로 남녀노소 누구나 쉽게 사용할 수 있으며, 디퓨저에 사용하면 공간의 공기를 맑고 산뜻하게 만들어줍니다. 감정적으로는 불안을 잠재우고 기분을 환기시켜주는 데 탁월하며, 어린이 방이나 업무 공간에서 사용하기에도 좋습니다.

단, 감귤류 오일의 경우 햇빛에 민감하게 반응할 수 있는 성질이 있기 때문에, 피부에 바르고 바로 외출하는 사용은 가급적 피하는 것이 좋아요. 피부에 사용할 땐 저녁이나 밤 시간대에 사용하는 것을 추천해 드려요.

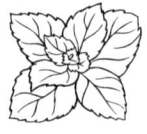

"반려동물이 있는 집에서도
안전할까요?"

아로마테라피를 사랑하는 많은 분들이 "반려동물과 함께 사는데, 에센셜 오일을 사용해도 안전할까요?"라는 질문을 자주 하십니다.

반려동물은 우리 가족과도 같은 소중한 존재이기에, 그들의 건강과 안전을 최우선으로 생각하는 것은 너무도 당연한 일이죠.

동물은 인간보다 훨씬 예민한 후각을 가지고 있습니다. 특히 고양이와 개는 사람보다 훨씬 더 민감하게 향기를 감지할 수 있으며, 간과 신장을 통해 에센셜 오일을 분해·배출하는 능력도 사람과는 다릅니다. 이로 인해 일부 오일은 동물에게 극소량만 노출되어도 독성이 나타날 수 있습니다.

고양이는 글루쿠론산 전이효소(glucuronyl transferase)가 부족해 특정 식물성 화합물을 해독하지 못합니다. 개 역시 일부 오일에 민감하게 반응할 수 있으며, 새, 토끼, 햄스터 같은 소동물은 체구가 작아 아주 소량의 노출만으로도 위험할 수 있습니다.

스트레스? 향기로 날려!

특히 티트리 오일은 고양이와 개 모두에게 매우 독성이 강해, 극소량만 노출되어도 중독 증상을 일으킬 수 있으니 절대 주의해야 합니다.

에센셜 오일은 동물이 없는 공간에서 사용하거나, 사용 후 충분히 환기한 뒤 동물을 들이는 것이 안전합니다. 반려동물이 함께 생활하는 공간에서는 오일 사용을 최소화하고, 반드시 안전성이 입증된 오일만 소량으로 사용해야 합니다. 또한, 반려동물이 불편해하거나 이상 행동을 보일 경우에는 즉시 사용을 중단하고, 공간을 환기해 주세요.

아로마테라피는 사람에게는 큰 위로와 치유가 될 수 있지만, 반려동물에게는 오히려 해가 될 수 있습니다.

그래서 반려동물과 함께 사는 집에서는 '최소한의 사용, 충분한 환기, 직접 노출 금지' 원칙을 반드시 지키는 것이 중요합니다.

향기는 가족 모두의 건강과 행복을 위한 것이어야 합니다.

반려동물과 함께하는 공간에서는 더욱 신중하게, 그리고 책임감 있게 아로마테라피를 즐겨주세요.

궁금한 점이 생기거나, 반려동물의 건강에 조금이라도 이상이 느껴진다면 반드시 전문가와 상담하시길 바랍니다.

고전 속 향기의 흔적들

아로마테라피는 일시적인 현대의 웰빙 트렌드가 아닙니다. 고대부터 인류는 향기를 치유와 의식, 정화와 위로의 매개로 삼아왔습니다. 이 장에서는 고대 문명과 종교, 문화 속에서 '향'이 어떻게 사용되었고, 어떤 의미를 지녔는지를 살펴보며 아로마테라피의 뿌리를 찾아가 보려 합니다.

먼저 고대 이집트인들은 향기를 '신성한 존재'로 여겼습니다. 미라를 만들 때 사용된 프랑킨센스(유향)와 미르(몰약)는 기능적인 방부 목적을 넘어, 죽은 자가 신의 세계로 잘 이행하길 바라는 '기도의 향'으로 여겨졌습니다. 이 향들은 물리적 수단이 아닌, 죽음 이후 여정을 위한 신성한 안내자였던 셈입니다. 왕족들은 라벤더, 시나몬, 로터스 향을 몸에 바르거나 연기에 태우며 신과의 교감을 시도했고, 향을 통해 마음을 정화하고 영혼의 길을 밝히는 의식을 행했습니다.

성경 속에서도 향기는 매우 상징적인 의미를 지닙니다. 가장 대표적인 장면은 마태복음 2장 11절에 기록된 동방박사들이 아기 예수께 드린 황금, 유향, 몰약입니다. 이 중 유향은 제사와 기도에 사용되었고, 몰약은 방부 및 치유에 쓰인 귀한 향유였습니다. 두 가지 모두 오늘날의 에센셜 오일 개념과 매우 가까운 물질입니다. 예수님의 장례식에서도 몰약과 침향이 함께 사용되었는데(요한복음 19:39-40), 이는 현대의 '시너지 블렌딩' 개념과도 일맥상통합니다.

또한, 베다니의 마리아가 예수님의 머리와 발에 부은 '나드 향유'는 사대복음서 모두에 기록되어 있습니다. 나드는 히말라야 고산 지대에서 자라는 귀한 식물에서 추출한 오일로, 당시에는 노동자 1년치 연봉에 해당할 만큼 고가였습니다. 휘발성이 강한 나드 향유는 대리석 등으로 만든 옥합에 밀봉해 보관되었고, 사용하려면 그 옥합을 깨뜨려야 했습니다. 마리아가 자신의 생계 수단과 미래의 안전을 포기하고 그 향유를 예수님께 드린 이 행위는 지금까지도 최고의 헌신과 사랑, 그리고 깊은 위로의 상징으로 회자되고 있습니다.

고대 그리스와 로마에서도 향은 삶의 질을 높이는 중요한 요소였습니다. 히포크라테스는 "좋은 향기를 맡고, 따뜻한 목욕을 즐기며, 올바른 음식을 먹는 것이 건강의 기본이다"라고 말할 정도로, 향과 건강은 밀접하게 연결되어 있었습니다. 그리스의 의사들은 라벤더, 타임, 유칼립투스를 활용해 감염을 막고 상처를 치료했으며, 로마의 목욕탕에서는 다양한 향초와 오일이 사용되어 육체뿐 아니라 정신의 안정까지 함께 돌보았습니다.

동양에서도 향은 그저 '냄새' 그 이상의 의미를 지녔습니다. 중국 한나라 시대에는 향료를 담은 주머니를 옷 안에 넣어 감정을 조절하고 기를 안정시키는 도구로 사용했습니다. 조선시대 궁중에서는 '향합(香盒)'이라는 작은 향기 도구를 활용해 궁녀나 왕실 여인들이 감정을 다스리고, 수면을 돕고, 마음을 정결하게 했습니다. 침향, 백단, 감송향 등 오늘날 오일의 전신이라 할 수 있는 천연 향료들은 왕실의 의례, 의학, 미용에 폭넓게 활용되었습니다.

이처럼 향기는 향취를 넘어선 깊은 의미를 지녀왔습니다. 때로는 영적인 메시지로, 때로는 의학적 치유로, 혹은 사랑과 헌신의 표현으로 향은 언제나 인류 곁에 존재해 왔습니다. 우리가 지금 사용하는 에센셜 오일과 아로마테라피는 단순히 식물 추출 기술의 산물이 아니라, 인류가 수천 년 동안 쌓아온 정신적·문화적·의례적 지혜의 연속이자 실천이라 할 수 있습니다.

향기는 고대에서부터 오늘날까지, 삶과 죽음, 기도와 치유, 일상과 의식을 연결해 주는 보이지 않는 다리였습니다. 아로마테라피는 단지 좋은 향을 맡는 것이 아니라, 고전 속에 담긴 지혜를 오늘의 삶에 되살리는 섬세하고 깊이 있는 실천입니다.

내일은 오늘보다
가벼운 마음으로

이 책의 마지막 페이지에 도달한 지금, 당신은 저와 함께 향기의 세계를 천천히 걸어온 여정을 마무리하고 계십니다. 아마 처음 이 책을 펼쳤을 때, "정말 향기로 스트레스를 이겨낼 수 있을까?", "나에게도 변화가 찾아올까?" 하는 작은 기대와 의심이 있었을지도 모릅니다. 하지만 한 장 한 장을 넘기며, 향기가 단순히 '좋은 냄새' 이상의 의미를 지닌다는 것, 그리고 아주 작은 변화가 일상에 얼마나 큰 힘이 될 수 있는지를 직접 느끼셨으리라 믿습니다.

저 역시 이 길을 걸어오는 동안, 향기가 내 마음을 다독이고 무거운 감정을 조금씩 덜어내는 데 얼마나 큰 역할을 하는지 수없이 경험해 왔습니다. 스트레스는 피할 수 없지만, 대처하는 방법은 반드시 배울 수 있다는 믿음을 저는 이 책을 통해 전하고 싶었습니다. 그리고 그 대처법 중 하나로 '향기'가 있다는 사실을 함께 나누고 싶었습니다. 향기는 복잡한 세상 속에서 잠시 숨을 고르고, 내 마음을 들여다보는 소중한 시간을 선물해 줍니다. 때로는 바쁜 하루 속 1분의 짧은 호흡, 혹은 잠들기 전 베개에 스며든 은은한 향이, 내일을 조금 더 가벼운 마음으로 맞이할 수 있도록 도와줍니다.

이제 당신의 일상에도 향기 한 방울이 자연스럽게 스며들기를 바랍니다. 힘든 순간마다, 혹은 특별한 이유 없이 마음이 무거운 날에도, 이 책에서 배운 작은 향기 루틴을 떠올려 보세요. 내가 나를 위로하는 시간, 내 마음을 돌보는 연습이 쌓일수록

내일의 나는 오늘보다 조금 더 단단하고, 조금 더 가벼워질 수 있습니다. 당신이 이 책을 덮는 이 순간이 끝이 아니라, 새로운 시작이 되기를 바랍니다. 향기와 함께하는 삶이 당신에게 작은 용기와 평온, 그리고 따뜻한 위로가 되어주기를 진심으로 응원합니다.

당신에게 전하는 메시지

이 책을 집필하는 내내, 제가 가장 바랐던 것은 바로 '당신의 일상에 실제로 도움이 되는 책'이 되는 것이었습니다. 아로마테라피는 복잡한 이론이나 거창한 지식이 아니라, 매일의 삶 속에서 직접 실천할 때 비로소 그 진가가 드러나는, 소박하면서도 강력한 도구입니다.

아로마테라피의 효과와 활용법은 아직도 계속해서 연구되고 있으며, 임상 경험 또한 점차 축적되고 있는 분야입니다. 각자의 체질, 환경, 감정 상태에 따라 반응이 달라질 수 있다는 점도 꼭 기억해 주세요.

저 역시 바쁘고 지친 일상을 살아가던 중, '향기'라는 작은 변화가 제 인생의 방향을 완전히 바꿔놓는 경험을 했습니다. 스트레스와 불안, 번아웃이 몰려오는 순간마다 향기는 저를 다시 숨 쉴 수 있게 해주었고, 그 경험이 이 책을 쓰게 된 가장 큰 동기가 되었습니다.

스트레스? 향기로 날려!

변화는 거창한 결심에서 시작되는 것이 아니라, 하루 5분의 작은 실천에서 비롯된다는 사실을 꼭 전하고 싶습니다. 오늘 하루, 잠깐이라도 향기와 함께하는 시간을 가져보세요. 그 짧은 순간이 쌓이고 쌓이면, 어느새 내 마음과 삶이 조금씩 가벼워지고 있다는 걸 느끼게 될 것입니다.

이 책이 당신의 책장 한편에 머무는 평범한 책이 아니라, 힘들고 지칠 때마다 꺼내볼 수 있는 든든한 친구가 되었으면 합니다. 스트레스가 몰려오는 순간, 향기가 당신의 마음을 지켜주는 방패가 되고, 새로운 활력을 불어넣는 마법이 되어주기를 진심으로 소망합니다. 우리는 스트레스를 완전히 피할 수는 없지만, 그것에 휘둘리지 않고 나만의 방식으로 다스릴 수 있습니다. 그 여정에서 향기가 당신 곁을 지키며, 한결같이 따뜻한 동반자가 되어줄 것입니다.

이제 향기로운 내일을 향해 한 걸음 더 내디뎌보세요. 삶에 평온과 행복, 그리고 향긋한 희망이 언제나 가득하기를 진심으로 응원합니다. 오늘보다 내일이 더 가벼운 마음으로, 이 순간이 끝이 아니라 또 다른 여정의 시작이 되기를 바랍니다.

마지막으로, 이 책이 세상에 펼쳐질 수 있도록 늘 곁에서 사랑과 응원을 아끼지 않으신 부모님께 깊은 감사의 마음을 전합니다. 든든한 힘이 되어준 동생과, 아로마테라피스트로 살아가는 매 순간을 지지해 준 나의 반쪽에게도 진심으로 고마움을 전합니다.

감사합니다.

스트레스? 향기로 날려!

발 행 일 | 2025년 7월 15일
지 은 이 | 우샛별
블 로 그 | https://blog.naver.com/ruvenuslab
인 스 타 | https://instagram.com/ruvenus_aroma
리 틀 리 | https://litt.ly/ruvenus_aroma

발 행 처 | 레코드나우
I S B N | 979-11-88588-64-0
이 메 일 | debate1838@gmail.com
디 자 인 | 에디터 뷰이(https://litt.ly/editorv)

책   값 | 13,500원